【文庫クセジュ】

子どものコミュニケーション障害

ロラン・ダノン＝ボワロー著
加藤義信／井川真由美訳

Que sais-je?

白水社

Laurent Danon-Boileau
Les troubles du langage et de la communication chez l'enfant
(Collection QUE SAIS-JE? N°2158)

目次

はじめに

うまく話せなかったり、コミュニケーションがとれなかったりする子どもを前にすれば、人は必ず不安になる。そのとき、人は自分で情報を得て、その子たちのことを理解しようとするだろう。本書は、そうしたときの最初に役立つ手段となるに違いない。したがって、本書は何より、言語障害、あるいはコミュニケーション障害の子どもと向きあうすべての人びと――親はもちろんのこと、教師、心理士、精神運動療法士[1]、小児科医、児童精神科医、言語聴覚士――を対象としている。本書では、現にある理論や主要な治療法のうち、比較的定説として確立していると思われるものを概観することにしたい。本書はまた、ことばの獲得の障害や病理についての知識がいかに言語学一般や言語哲学上の問題の解明に役立ち、その考察の助けとなるかを知りたいと望む、ことばの専門家をも対象としている。というのも、障害そのものの問題とは別に、子どもの心はことばによって形成されていくという面があるからである。子どもの発達の過程では（人生の他の時期でも同じことだが）、ことば、感情、思考は相互に深く結びついているのである。

（1）フランス語はpsychomotoricien。フランスの精神医学や心理学にはpsychomotoricité（精神運動性）という独特の概念があり、その考え方に基づく治療法は、身体の有するコミュニケーション機能の発達の促進や回復を目的とする。わが国の理学療法や作業療法とは異なっていると思われるので、精神運動療法、あるいはそれに携わる専門家を精神運動療法士と訳すことにした〔訳注〕。

本書は、筆者自身の二つの実践——大学における言語学の研究・教育者としての実践と、ことばとコミュニケーションのさまざまな障害を患う子どもの治療に日々携わる精神分析家としての実践——から生まれた。読者は、本書のなかに、理論的視点と実践的視点の両方が反映していることを見出し、その両者がどの点で相互補完的であり、どの点で対立的であるかを見ることになるであろう。

神経心理学と精神分析との対立

五〇年以上も前から、子どものコミュニケーション障害と言語障害は、熱い議論の対象となってきた。そこでは、そうした障害は高次の神経学的な機能の問題であると考える人びとと、反対に、ことば、とりわけコミュニケーションは、人格の全体にかかわる過程、その人格と他者との関係にかかわる過程であると見なす人びととが対立しあっている。つまり、認知科学的、認知神経科学的な見解を主張する人びとと、日常の心の働きに照らして問題を検討し、心理学や精神分析によってそうした問題に光を当てようとする人びととが、対立しあっているのである。両者の対立が際立っているのは、以下の諸点である。まず、障害自体の有無や程度を評価する方法が異なる。脳のメカニズムを重視する人びとは、子どもにさまざまな質問に答えるよう求めるテスト、それも科学的に標準化されたテストを使って、子どもの発話の質や量を知ることが重要と考える。他方、日常生活のなかでの過程を重視する人びとは、子どもの心の働きや社会的関係のなかでどのようなことばの様態が見られるかを知るには、できるだけ自然な場面で自発的に現われた発話の質をもっぱら評価の対象にしたほうがよいと主張する。だが、とりわけ両者の考え方の違いは、どのような治療法を選択するかに顕著に現われる。認知神経科学の信奉者たちは、きっちりした機能回復訓練（リハビリテーション）が必要だとする立場をとる。それに対し、精神分析に基づく支援が必要と説く人びとがいる。この人びとも、リハビリテーションは手段として必要であると認めるのだが、なにより子どもの人格全体を考慮に入れて、ことばやコミュニケーションが実際に必要となる環境を子どもに与えることを目標とする。もちろん、いわゆる「純粋な」（失語症レベルの）言語障害の範囲から遠ざかるほど、コミュニケーション障害（あるいは人格障害）の領域に入っていくことになり、そうすると、上記の立場の対立はいっそう激しくなる。ここで思い出されるのは、自閉症に関する論争である。ただ、異なる見解を調和させようとする人びとはしだいに増えており、論争が沈静化したとはとてもいえないまでも、とくに実践家のあいだでは、少なくとも平静に議論が行なえるようになってきた。実際、毎日、臨床場面の現実と向きあう実践家のあいだでは、現場での経験を通して立場を越えた共通のことばによるコミュニケーションが可能となってきている。

本書では、このような立場の違いを越えて、科学的文脈のなかで問題を取りあげる。

現在、コミュニケーション障害や言語障害の分析に、技術重視の風が吹いている。こうした技術によって、症状に関するデータをより高い精度で測定できるようになった。それ自体は結構なことである。しかし、これの具合が悪い主たる点は、苦しんでいる子どもを個々別々の障害の寄せ集めとして見ることになってしまうことだ。用いる概念を正確にしていけば、テストなどによって見出された障害に対してより明確な位置づけを与えることもできるようになろう。明らかに、技術重視の流れはこの方向に向かっている。しかし、やはりこうした技術の利用は、子どもの関心を周囲の人びととの交流や共有へと向ける、つまり、感覚の共有ばかりでなく情動の共有へと向ける、全体的な見取り図のなかに位置づけられてはじめて、有効性を発揮するのである。

言語障害とコミュニケーション障害とを、なぜ一緒に扱うのか

一般に、子どものことばの障害にアプローチする方法がどんなものであれ、ふつう、発声・発話障害や言語障害の水準と、コミュニケーション障害に基づくものとを区別する（後者には、さらにしばしば人

格障害、行動障害と名づけたほうがよい場合が含まれる)。注目すべきは、神経心理学的立場に立つ場合であれ、反対に精神分析的立場に立つ場合であれ、論者のすべてが、言語の障害(特異的言語発達障害や、さらには発達性失語症と呼ばれるものを含む)に由来するものと、本書で「コミュニケーション障害」と呼んでいるものとのあいだに厳格な線引きをしていることである。精神分析家と認知科学者[1]の多くは、言語障害とコミュニケーション障害とのあいだに明確な境界を定めない分類法を受け入れない。

(1) フランス語は cognitivistes。認知科学のなかでもとりわけ、心を脳によって生みだされる個体の内部状態と考え、心理的障害は脳の器質的、機能的障害であるとする立場の人びとをさす。ただし、最近の認知科学においては、こうした心の個体内主義に疑問を呈する人びとも増えつつある。本書では、認知科学内部の仔細に立ち入らないで、cognitivistes は認知科学の主流をなす考え方を担う人びとをさすものとして、「認知科学者」の訳をあてた〔訳注〕。

認知科学者にとっては、ある場合にある機能を担う神経学的領域と、別の場合に別の機能を担う神経学的領域とは、まったく異なっているのであって、それぞれの領域の働き方も、おそらく、似通ってはいない。脳のメカニズムを重視する人びとが考えだした分類も[1]、言語障害とコミュニケーション障害をはっきり区別している。同様に、国際疾患分類第一〇版(ICD-10)[2]も、言語障害と一連の「コミュニケーション障害」に基づく症候群を別のものとしている。さらに、言語障害が個々の特定部位の脳の障害に起因する障害だとすると、「コミュニケーション障害」と呼ばれる障害は、それとは別の水準の変調の結果生じる[3]と考えられる[4]。

（1）フランス語はinstrumentalistesであり、この語は一般的に、心的機能のうち、とくに認知機能を環境への適応の道具と見なして重視する立場の人びとをさす。しかし、本書では、心的機能でなく心の働きを支える仕組み、とりわけ脳の神経学的メカニズムの欠損や失調に障害の原因を求める立場の人たちのことを指しているものと思われるので、直訳的に「道具主義者」とは訳さず、「脳のメカニズムを重視する人びと」とした〔訳注〕。
（2）世界保健機構（WHO）の定めた精神障害と行動障害の国際分類法〔訳注〕。
（3）言語障害はその症状に対応する脳の特定部位の障害であるが、コミュニケーション障害はそれとは別の部位、あるいは脳の広範囲にわたる失調に基づいて生じる障害である、という考え方をさしていると思われる〔訳注〕。
（4）『精神障害と行動障害の国際分類法』、二〇九～二一五頁、二二四～二三〇頁、パリ、マソン、二〇〇〇年。

精神分析家たちの場合は、失語症水準の障害と、本書でコミュニケーション障害と称している障害とのあいだに、根本的な差異が存在すると仮定する。精神分析家の目には、言語障害は脳のメカニズムの障害である（ただ、このことは、障害によって心理的影響がまったくないとか、その障害はもっぱら訓練や練習によって治療されるべきだ、ということを意味しない）。逆に、このような考え方からすると、コミュニケーション障害は子どもの人格全体にかかわる機能不全の結果ということになる。そこでは、コミュニケーション障害（とその言語への影響）は、全体的でより深い心理――感情的障害の結果生じると考えられる。精神分析的観点からは、この障害は一つの症候群を構成しており、その諸症状は、たとえば進行性不調和(dysharmonie)[1]、精神病、自閉症などの分類単位と関係づけることによってのみ説明できる。この観点によれば、「純粋な」言語障害とコミュニケーション障害とを同じ見方で考えようとすることは、同時に二つの誤りを犯すことにつながる。第一は、コミュニケーション障害をそれ自体、分類単位としてしまい、別の病理学的単位と見なさないという誤りである。第二は、脳のメカニズムが関与する度合いや様態がコミュニケーション障害と言語障害では似通っていると暗に仮定してしまう誤り、言い換えれば、精神分析的な観点よりも神経心理学や認知科学の仮定により近い観点を採用してしまう誤りである。

（1）精神疾患に進行する怖れのある前精神病的な状態（『ラルース臨床心理学事典』、弘文堂）〔訳注〕。

では、大部分の専門家たちは、その依って立つ理論にかかわらずコミュニケーション障害と言語障害を区別しようとしているのに、本書ではなぜ二つの障害を接近させて考えようとするのだろうか。

こうした観点を採用しようとする本は、明確なデータを何も提示しないのでは、と思われるかもしれない。しかしながら、臨床場面で観察されるこの二つの障害を接近させて考えることには、いくつか正当な理由があるのである。

まず、言語学者にとっては、ことばを、語彙、統語法、意味論との関係にもっぱら還元することは難しいように思われる。コミュニケーション過程を度外視することはできないのである。現代言語学は次第に、さまざまな形態の発話とそれに伴う身ぶりやイントネーションとのあいだに存在する結びつきを明らかにしようと努めるようになった。大人どうしの会話によるコミュニケーションでは、この観察は容易である。実際、会話のコミュニケーションを一語一語、書き留めてみるとよい。ひと続きの音節によって表わせることはほんのわずかで、ほとんど理解してもらえないため、イントネーションや非言語的コミュニケーションの諸要素（表情や姿勢や身ぶり）によって補わねばならないことに気づくであろう。話しことばでは、イントネーションや表情や身ぶりがことばのやりとりの展開に必ずつきまとう。〔ことばを伴わない〕コミュニケーションの際に必ず用いられる決まりきったしぐさは、ことばを発する際にもそれと結びついて現われる。会話のやりとりはそれ自体一つのまとまりを成している。このことはどの年齢でも当てはまるが、とりわけ子どもの場合はそうである。言語獲得の時期には、非言語的コミュニケーション（表情、視線、姿勢、身ぶり）、前言語的コミュニケーション（まだ語にならない、けれども意味のある音の産出：叫び、つぶやき、ためいきなど）、完全な言語的コミュニケーション（音素や音節に分節化した特性を有する場合でも、発声のイントネーションやメロディーなどの超分節的な特性を有する場合でも）の三者の関係はつねに錯綜し、絶えず互いのあいだに入れ替わりの往復運動が見られる。もちろん、この三つの異なる水準を混同してはいけないが、この三つを切り離し、それぞれ独立に扱うことができるかのように思うのも間違いである。もし仮に、三者の対応する神経学的基盤とその範囲が異なっていると認められたとしても、それでもやはり三者は会話のやりとりにおいては相互作用しあうのである。

さらに、言語障害の症状がコミュニケーション障害の症状と区別されるものであるとしても、実践のなかでは、それでもやはり、両者の障害が重なっていたり一体となっていたりする中間の症例が見出されるものだ。重篤な障害を患っている、「話さない」子どもを前にして、言語障害とコミュニケーション障害のそれぞれの比重はどれくらいか、と問うことはできる。このタイプの症例では、とりわけ幼い子ども（二歳から四歳のあいだ）の場合、誤診がよく生じるので、あらかじめ障害の原因となりうるすべての事柄を念頭においておかねばならない。発達が順調に進む場合には、ときにコミュニケーション障害だけが残ることもあれば、言語障害だけが残ることもある。しかし、最初に、治療者が出会うのはこの二つの障害特性が結びついたケースなのである。子どもの発達の過程では、また、子どもの治療過程では、二つの障害が錯綜していることの効果は無視できない。そして、そのこと自体はけっして驚くべきことではない。事実、子どもの場合、もっぱら言語によるコミュニケーションも、非言語的コミュニケーション（表情、視線、微笑み、姿勢、身ぶり）と前言語的コミュニケーション（つぶやきや喃語）の両方にその発生の源があるのである。反対に、ことばにつまずくと、ことば自体の全体の体制や使用もまた混乱し、その結果、すぐには目立たないかもしれないが、いずれは疑いなく、コミュニケーション障害へとつながるのである。

したがって、言語障害からコミュニケーション障害に至るスペクトラムの全体をカバーする症候群の一覧表を作ろうとすることには、もっともな理由がある。そこで、こうした一覧表作りが、ラピンとアレンが提案した分類法のなかで試みられた。彼らの分類法は、子どもの言語障害を対象とする多くの研究で利用され役立っている。この二人は、出発点として、入学時に、話すことやコミュニケーションをとることが困難なアメリカの子どものアンケートをとった。そしてまず、その子どもたちの障害をある数の症候群にまとめることによって、さまざまな症例の分類を行なおうとした。この症候群の括りを作ることによって、ラピンとアレンは言語障害からコミュニケーション障害に至るスペクトラム上にそれぞれが位置づく分類単位を作りだすことができたのである。したがって、当初の分類の視点は医学的なものではない。まして、認知神経科学的なものではない（もちろん、精神分析的なものでないことは言うまでもない）。その視点は何より教育上の視点なのである。二人は、自己表現がうまくできず、簡単な質問に対して答えることにも困難を覚える学童期の子どもたちに興味をもった。この子たちをどう分類したらいいのだろうか〔二人はそこから出発したのである〕。

したがって、言語障害とコミュニケーション障害の両方を包括する分類の観点には、以下の場面をあらかじめ考慮に入れた臨床的視点が存在することを示している。つまり、子どものケアの専門家としてその教育に携わる人たちが直面する場面である。その人たちの仕事は直接にことばの障害と関係している場合もあれば（言語聴覚士(1)の場合がそうであるように）、それほど直接的ではないにしても、子どもの障害がなんであるかを明瞭に知る必要がある場合もある（学校の教師の場合がこれにあたる）。この観点ではまた、ことばのやりとりは一つの全体をなしており、一連の発話の内容、イントネーション、それらと結びついた身ぶりを互いに切り離して考えることはできないと仮定する。

（1）フランス語はorthophoniste。英語のspeech therapistにあたる。わが国では、言語の治療に専門的にあたる国家資格として、平成一〇年に施行された言語聴覚士法に基づく「言語聴覚士」という資格があるので、訳語にはこの語をあてた〔訳注〕。

コミュニケーション障害と言語障害にかかわる考え方に大きな対立のあることを大急ぎでざっと眺めてきた。このような溝があると、一つの重要な帰結として、子どもに対して行なわれる治療方法にも違いが出てくるのではないかと思うかもしれない。だが、アプローチに多様性があるからといって、治療で実際に用いられている方法にもいろいろある、ということではない。もともと、治療方法にたくさんの選択肢があるわけではない（心理療法か、リハビリテーションか）。対立が際立つのは、むしろ、治療そのもの（それがどんな名称の治療法であれ）の期間中に行なわれる支援作業のタイプにおいてである。手短に言ってしまえば、感覚や情動から出発して動作レベルの訓練へと進む支援作業のタイプと、意図的に感覚や情動を脇において動作の「技法」習得を推奨する、もう一つ別の支援作業のタイプの対立である。どちらを選ぶかは、かなりのところ、治療に携わる人たちが受けた教育や彼らの感性による。しかし、難しいのは、二つのアプローチを交互に用いるといった必要がよく生じる点にある。ところで、言語とコミュニケーションにかかわる仕事の場合、しばしば、コミュニケーションやことばへの子どもの自発的欲求や、子ども自身の運動から出発する必要がある。一方、別のときには、一つの「動作」を身につけさせるため、子どもにトレーニングを課すことも不可欠である。この動作の獲得のためには、子どもの注意を、何をしなければならないかに集中させるだけでよいことがある。逆に、何を獲得しなければならないかを意識化させると、かえって子どもは望ましい結果に到達できなくなってしまうことも起こる。それはちょうど、階段を下りるためには足を互い違いに動かさなければならないと意識してしまうと、階段から落ちてしまう、といったことと同じである。治療者がだれであれ、その感性がどのようであれ、大切なのは、治療方針を変えたり見方を変えたりできることだと思われる。実際、言語障害は、それがどんなに純粋なものであっても、心のありよう全体に大きく影響する。また、コミュニケーション障害は、その輪郭がはっきりしないときには、軽視できない言語障害の一面が現われることにつながることがよくある。したがって、治療に携わる大人は、どのような教育を受けてきたかにかかわらず、自分の依拠する観点を絶えず見直し、そのときどきの要請に応じて治療方法を柔軟に変えていく責任を負っている。

第一章　子どもの言語獲得の主要な段階

コミュニケーション障害と言語障害の診断の問題を取りあげる前に、言語獲得初期の正常な発達段階とはいかなるものかを思い起こし、それぞれの段階での子どもの心の発達がどのようであるかについて語っておくことにしよう。

赤ちゃんとその周囲、とくに母親との相互作用の研究によって、発達とともに三つのコミュニケーション様式が順に現われることが明らかとなった。まず、表情と視線による情動的コミュニケーションがある。この様式は、生後三カ月になると安定して見られるようになり、子どもは人間の顔に微笑みをもって「反応する」ようになる（スピッツによれば、他者との最初の交流は微笑みによって可能となる）。続いて、意図的コミュニケーションが現われるが、ここでは身ぶりが顕著な手段となる。この新しい交流形態は八カ月から一年のあいだに優勢となる。一歳頃になると、ついに「語」の最初の形態が出現し、よりはっきりとしたことばによるコミュニケーションが始まる。もちろん、この様式はまだ依然として身ぶりの使用と結びついているが、発達のこの時点で初期言語が成立したといってもよく、その結果、表象や情緒の交流が可能となるのである。さらに、子どもはますます盛んにことばを話すようになり、二歳頃には二語文を話せるようになる。一人称代名詞を使用したり、まとまりのあるお話を語ったり、比較級を使ったりといった、よりいっそう複雑なことはまだできないが、それを除けば、ことばに固有なシンボル操作の基本はこの時点で備わっているのである。複雑なシンボル操作は、もう少し遅れて、二歳から二歳半のあいだに現われる。これ以後、大人の話法に現われる文法的特徴（限定詞、代名詞、男性形、女性形の区別、名詞と形容詞の複数形、時制、人称による動詞変化など）の全体がしだいに使用可能となっていくのである。

I　表情と身ぶり

コミュニケーションの最初の状態は、言うまでもなく表情による交流からなる。よく知られているように、誕生直後から子どもは視線と微笑を介して大人と交流できる。子どもは、母親の発声のリズムに合わせて、自分のほうからそれに「応える」ことができる。生後三ヵ月になると、母親の視線の方向を追視でき、自分の視線を母親が見ている方向に向けることもできるようになる。もちろん、ここでは、このようにごく自然に行なわれる調整がどの程度意図的なものであるかをつきとめることが問題となる。

発声の能力に決定的変化が生じるのは、六ヵ月頃である。六ヵ月以前には、子どもは自分が耳にする音声よりもはるかに多様な音声を声に出している。子どもの発声は、口や舌の運動や発せられた音によって生まれる快感がもとになって行なわれる一種の未分化な遊びである。ところが六〜八ヵ月ぐらいになると、子どもは発声する音の範囲を母親の話す言語の音素のみに限るようになる。また、この時期に、声となって出る音韻の長さがだいたい一定となる。音韻の長さは大人の発声する音韻の長さにほぼ等しくなる。したがって、ふつうの長さの音韻と、表出的コミュニケーション（頑張りあるいは不満）の意味を担うもっと長い音韻とのあいだに、はっきりとした対比が生まれる。このような変化を、どう説明したらよいだろうか。この変化の第一の理由としては、神経系の成熟が考えられる。この神経系の成熟によって、知覚した音に合わせていっそう微妙に発声を調整できるようになり、その結果、よく知られた聴覚―発声ループの確立へと至るのである。この場合もまた、この成熟は子ども自身の内部で生じている変化全体の進歩の結果と見なすことができる。つまり、この月齢になると、子どもは母親が特別な仕方で語りかけたことばに注意を集中するのである。母親が発声した音を繰り返すことによって、子どもはみずからを母親と同一視できる。このことによって、子どもは母親がいないときにも母親を記憶に呼び戻すことができる。母親が子どもに向けて発した音声を繰り返して発声することによって、母親という人と、母親と一緒に過ごした時間とが、子どもの記憶に蘇るのである。

コミュニケーションの発達に新しい転換が生じるのは、八カ月目から一歳のあいだである。子どもは、とくに自発的につくった表情に記号的意味を付与することによって、意図を表わすことができるようになる。驚き、喜び、興奮、苛立ちのような情動がいくぶん、規範にかなった表現形態をとるようになり、子どもの内的状態を他者に示す目的で用いられるようになる。情動を表現する発声もそれぞれ一定のものとなり、その出現の条件もきまってくる。同様に、はじめは刺激に対する忌避の反応であった顔を背ける行動も、意図的な拒否を表わす記号として用いられるようになる。また加えて、はっきりした身ぶりで要求を表わすようになる場合（たとえば、だっこしてもらおうとして腕を広げる）もこれにあたる。最初の慣習的な身ぶり、つまり、「さよなら」のような、手を振って別れを示す身ぶりなどの最初の社会的慣行に従った身ぶりが出現するのは、多くの場合、このときである。

Ⅱ　遊び

このような記号の出現に加えて、同じ時期に、母親との交替遊びが盛んに行なわれるようになるが、これは記号表現としての身ぶり[1]を無心に行なう一種の実践であり、ことばの語用論的なレベルの一種の練習である。こうした遊びは、とくにジェローム・ブルーナー[2]によって広く研究されてきた。

(1) フランス語は signifiant（能記）。言語学者ソシュールの用語で、signifié（所記）と対にして用いられる。何かを意味するものが能記であり、それによって意味されるものが所記であって、ことば、イメージ、身ぶりなど、すべての表象作用にはこのような二つの記号的関係が必ずみられる。能記は「意味するもの」あるいは「記号表現」、所記は「意味されるもの」あるいは「記号内容」と訳されることもある。上記本文中では、わかりやすさを考慮し、「記号表現」、「記号内容」の訳をあてた〔訳注〕。

(2) たとえば、以下の本を参照。『乳幼児の話しことば』（寺田晃／本郷一夫訳）、新曜社、一九八三年〔訳注〕。

まず、英語でいうターン・テイキングの遊び、つまり交替遊びがある。この遊びでは、母親が子どもにモノを差しだし、子どもはこれをつかんで、それからまた母親にそれを返す。このタイプの遊びでは、二人は互いに向かいあい、それぞれの立場は同時に、相互補完的であったり、対称的であったり、対立したり、交替したり、相手の立場と同じであったりする。つまり、子どもが母親にボールを渡し、次には子どもがボールを受け取るといったやりとりが見られるのだが、時間をおいて、子どもの立場は先ほどの母親の立場と入れかわるのである。しかし、瞬間的には、子どもの立場は母親が占める立場と相互補完的である。多くの心理言語学者の眼には、こうした立場の交替は、会話での役割交替の先駆けであるように見える。

また、「いないいないいない、ばあ」遊びや、かくれんぼ遊びも見られる。この遊びでは、母親と子どもが互いに隠れて見えなくなるのを楽しんだり、実際にはずっとそこにいるのにいないふりをして面白がるのである。この遊びは、実際はとても複雑である。たとえば、母親は手で顔を隠せば、顔は隠れたままでもその声や指の動きが子どもの注意を引きつける。母親がいるという印と顔の輪郭は見えないという、この二つの対比が遊びを成り立たせているのである。見えなくなってしまったけれど、それでも何かがあり、その存在するものが、子どもにとっては、自分の心のなかに見えなくなったものを引き続き保持するための標識となっているのである。それはどこか、あたかも母と子が並んで別のモノを共同注視することで、子どもの視野から母が一時的に消える遊びを楽しんでいるかのようでもある。

そのあとに続いて、ついに指さしが出現し、また、興味をもった実際の対象を子どもが母親に指し示す一連の遊びが出現する。子どもは、母親が自分の興味に同意を与え、何か一言いってほしくてそうするのである。

Ⅲ 指さし

身ぶり全体のなかでは、指さしは動きのない身ぶり、運動を制止した身ぶりである。運動を制止するとは、努めて対象について考えようとすることでもある。一般に、指で対象をさすということは、単に何かつかみたいものを指し示すということにとどまらない。このタイプの指さしは命令的指さしと呼ばれ、要求の表現に用いられるが、別のタイプの宣言的指さしもこれと同時に存在する。宣言的指さしは、むしろ、他者とのやりとりや対話のなかでテーマを共有することを目的に、いま目の前に実際にある対象を用いる方法である。その結果、指さしの対象となったモノは記号的対象に変わる。そうして、指さしを行なった側は、相手が心にかけていることを自分も心にかけているとその人に示し、自分のなかにある表象を相手と共有できるようになる。つまり、指さしをする子どもは、自分の側に対話のテーマをつくりだす可能性があるとわかるようになるのである。

指さしの身ぶりを特徴づけるさまざまな姿勢的要素をそれぞれ切り離し、分析してみてもおもしろい。まず、興味が何に向けられているかを示す視線の方向がある。さらに、眼球や眉の動き、あるいは、驚きを表わす、目の大きな見開きがある。指さしは、対象を指示するだけでなく、対象に対して何を感じているかを表わすのに役立つ行為である。言語学的な用語でいえば、テーマへの参照の促し〔つまり、他者に何に注意を向けたらよいかを指し示すこと〕と〔当該の対象をどのように感じているかという〕様態の表現が〔指さしにおいては〕結びついている。結局、腕や指の構えは、他者の視線がそこに向けられてほしい場所を身ぶりで示した一種の期待なのである。

指さしの問題は複雑である。指さしができるということは、子どもにとってはなにより、いま目の前に見えている目覚しい光景と同種の別の出来事の記憶とを結びつける能力が、さらには、両者を同じものと見なす能力が、自分にあると確認することでもある。また、見たものに名前があると確認することでもある。こどもが「あれ！」と言ってモノをさすときは、いま見えているものと記憶や表象とのあいだに一致を見出し、それを大人に確認するよう求めているのだ。つまり、子どもは、大人に「そうだね」とこの一致に同意を与えてほしいのである。

指さしの働きのうちでも、とくに絵本を見ているときの指さしの働きについてさらに述べておこう。というのも、絵を指さすことは、そこにはいない誰かが何かを意味しようとして描いた表現である記号を指さすことだからである。ある意味で、この指さしの動きと、それに伴って生じる母子間のやりとりにおいては、絵という第三の場が重要な位置を占める。そこは、注意が共有される場である。そこには事物が存在するのだが、ただ、子どもにも母親にもその事物をどうすることもできない。事物は母と子の共同注視が可能な範囲内にあるとはいっても、それは第三者が考えて表わそうとした対象にすぎないからである。

Ⅳ　初語

本来の意味でのことばといえる初語がようやく出現するまでを、きわめて図式的にではあるが、いくつかの段階に区切ることができる。まず、一歳になる少し前に、特徴的なある表情を伴う発声が現われる。この発声は、単なる表出である場合もあれば、そこに意図が含まれる場合もある。しかし、この発声は、イントネーションの違いによって二つに分化していく。呼び声のイントネーションと、それとは対照的な驚きの声のイントネーションである。どちらの発声も、状況の突然の変化を前にして子どもが不快になったことを表わしている。しかし、呼び声がそのような場面での他者への依存要求を表わしているとすると、驚きの声は逆に、子どもが人に頼らずに自分の能力だけで困難を乗り越えていけるようになったことを表わしている。さらに一歳頃になると、発声はいっそう多様になる。表情の表出が豊かになるだけでなく、それに身ぶりが伴うようになり、身ぶり自体もまた分化していく。続く数カ月のうちには、第二の段階が現われる。発話が表情や身ぶりから自立するのである。「パパ」や「ママ」といったことば以外に、二つの異なる発話タイプが見られるようになる。一つは、周囲の世界の突然の変化を前にして、子どもが感じたことを表わす原言語[1]であり、もう一つは、ある特別な動きを音に写し取りそれを予感させる擬音・擬態語（オノマトペ）である。感じたことを表わす語のうちには、たとえば、出された食べ物を拒否する「いや」という語もある。もちろん、この語は何か対象のイメージを表わしているわけではない。ただ、他者の意図に対して、子どもがまさにいま、ここで抵抗しようとしていることを示しているにすぎない。こうした言語形態のうちには、子どもが目的を達したときの満足を表現する語もある（大人のことばで「やった！」に相当する表現）。さらに、欲求の充足を繰り返し求めるときに使う語（たとえば「もっと！」）、子どもが望ましいと思う状態を再現したいときに使う語なども、この系列に入る。最後に、これらに加えて、指さしや驚きの表情と結びついて使われ、子どもがいま知覚しているものを記憶と突きあわせることができたという事実をはっきりと示す「これ」という語を挙げておかねばならない。こうした語のどれもが、なにか特定の対象や行為を示しているわけではない。まして、その語がはじめて発せられた特別な場面や、その場面と関連する場面がもつ特徴に対応しているというわけでもない。だから、ここに見出されるのは語彙論レベルの問題でなく、むしろ、発達的にはもっとあとになってから現われる統語規則の原型にかかわる問題である。とはいっても、こうした語のどれもが、発話主体が世界やその変化に触れるなかで感じることや、その世界を映す絵や写真などの外的表象[2]について感じることを表わしているし、また、その外的表象をいま目の前に実際に見えているものや他者が考えている（と思う）ことと子どもがどのように関係づけているかを示している。こうした一連の原言語（「いや」「あれ」「もっと」「ほら！」「ない」）のなかには、その語が指示する対象の性質そのものとは無関係な語が含まれているのは、そのためである。したがって、子どもは「あれ」という同じ記号表現を、ウシ、自動車、自転車のいずれを指すのにも用いるのである。

（1）フランス語は protomots。英語の protolanguage に対応する。まだ他者と社会的に共有された語の発話に至らないが、特定の行動に伴って、あるいは特定の場面のなかで決まって発せられる音のパターンのこと〔訳注〕。
（2）フランス語は représentations であるが、文脈に応じて心的表象、外的表象などと訳し分けることにする。前者は客観的世界を心のなかに置き換えたイメージなどをさし、後者は客観的世界を別の事物――絵や写真やミニチュア――で映したり置き換えたりする場合の当の別のものをさす。いずれの場合も、表象は記号表現と記号内容から構成されていることに注意〔訳注〕。

上記のような原言語の出現と同時に並行して、たとえば「ブルーン、ブルーン」とか「モー」（牛の鳴き声）とかいった擬音語が現われる。擬音語の出現によって、ことばはもはや情動を表わしたり、外的表象についての評価を表わすのではなく、ことばそのものが対象そのものを表わすようになる。つまり、「ブルーン」は、最初は父親がオモチャの自動車を動かしながら発する音であったのだが、次には子どもが自分の番になって遊ぶときにまねて出す音になる。音を出して自分の力で動くという特徴があれば、子どもはその特徴によって対象がある一つのカテゴリー、つまり「動くもの」というカテゴリーに属すると判別するようになる。「動くもの」とは、ことばを話すことができなくても、まさに子ども自身と同じように自分で移動し音声を発する、そういう対象なのである。

ある意味で、擬音語はより直接的に対象を指示する記号表現の次元へと道を開く。というのも、この場合、子どもは問題となる対象の性質を考慮に入れているからである。つまり、子どもはウシのオモチャと遊んでいるときに「ブルーン」とは言わないし、自動車のオモチャに対して「モー」とは言わない。ことばの発達の第一の軸（それぞれの語は、何が感じられたかに対応している）と比較して、この第二の軸（対象の動きに関連）では、語は指示対象となる世界の性質と何らかの形で結びつき、それぞれ別のものを指す語として分化していくことが必要になる。擬音語は、特定の場面の質的な特性によく対応している。しかし、そうはいっても、擬音語はただ一つのモノを指すわけではない。擬音語は、はじめは、特定の対象（たとえば、動物や車）をめぐって行なわれる運動遊びの場面全体の一部を構成する一要素である。大人の観察者から見ると、擬音語がはじめから特定の対象を指していると誤解してしまうのは、場面の中心にこの対象の存在があるからである。「ブルーン」のような擬音語は、最初は「ふり」をするときにオモチャの自動車を使って行なわれるまねの一要素にすぎない。擬音語を発するには、なにより口をどのように動かしたら対応する音が出るのかをいろいろ試してみなければならないが、そうした口の動き自体、たとえばモノを地面にたたきつけるといった手の動きと同列の記号表現と考えることもできよう。ただし、ここでは、ある擬音語をつくりだす口の動きと結びついた音の要素が、とくに重要なのである。

というのも、その音の要素は換喩(1)の働きによってしだいに場面全体を代表する特徴的な表現となっていき、ついには場面の「核心」を表わす表現となるのである。

(1) あるものがそれと共存関係にある別のものによって置き換えられること。たとえば、いつも赤頭巾をかぶっている女の子を「赤頭巾ちゃん」と呼ぶなど〔訳注〕。

全体的に見て、擬音語として用いられる表現にはいくつかの効果がある。まず、指示対象となるものの質の違いが、異なる擬音語の表現を用いることによってはっきりする。大人が車のオモチャを押しだして「ブルーン」と言うのを子どもが聞いたとすれば、そのことによって、車のオモチャを使った遊びと、「モー」といいながらウシのオモチャを使う遊びとが違うことを、子どもは理解するようになるだろう。次に、擬音語の使用によって、それぞれの遊びが型にはまったパターンに収束していく。さらに、擬音語を使うことによって、子どもにはそうした遊びのパターンそのものの習得が容易となる。「もっと、ほら、いや」などの系列の語と比較してみれば、このことはとくに明らかである。子どもにとって、こうした系列のことばは、感じたことをはっきりさせながら、だからといって必ずしも世界に直接働き返さないで、経験したことを乗り越えていく子どもなりの一つの方法なのである。反対に、擬音語によって、子どもは遊びの展開のなかで積極的な役割を果たすことが可能となる。擬音語を口で唱えることによって、〔遊びのなかで必要となる〕なんらかの運動の制御が確実なものとなるのである。とはいってもやはり、擬音語がまだ対象そのものを指し示していないことは明らかだ。子どもにとって擬音語はただ、遊びの展開を全体としてイメージする標識となっているにすぎない。このあとに、語彙がしだいに整っていくことになるが、それにはふつう四つの段階がある。

最初の段階では、擬音語は極端に限られた文脈と結びついて用いられる。子どもは、ある文脈においてある車のオモチャが動きだすときにしか、「ブルーン」と言わないし、また、遊びたくないときには、そのオモチャを指さして「ブルーン」とは言わない。続く段階では、一般化が進展する。類似の場面で車の用途になるものはなんでも、動くものはなんでも、「ブルーン」である。科学文献では、これは過剰な拡張として知られているテーマだが、ここでは、その過程はまさしくそのようなものではないと思われる。事実、この段階では、子どもは遊びの場面全体をある一つの特別な特徴に結びつけて捉えるようになり、とてもかけ離れた場面であっても、この特徴を見出すたびに子どもは「ブルーン」と言うことによって、場面に共通点があることを示すのである。さらに、はじめの遊びの場面が複雑な場合、子どもはさまざまな標識を心に留めようとする。そうすると、動くものなんでもが「ブルーン」と名指されるだけでなく、たとえば中に別のモノを入れ込むことのできる小さな箱様のものもなんでも「ブルーン」になる。さまざまな場面で、いろいろな対象に擬音語が使用される条件は、つねに何らかの動きがそこにあるということである。この期間が過ぎ一歳四カ月頃になると、新しい段階が始まる。この段階は、ことばの発生時に見られた最初の二つの系、つまり、情動表現の系（「いや」「もっと」など）と運動性表現の系（擬音語）が「交わる」結果である。一つの同じ語が、それぞれ互いの次元で用いられるようになる。つまり、ここで例として取りあげた擬音語「ブルーン」は、しだいに、ある対象を中心とする動きのパターンを指すのではなくなる。つまり、たとえば、あるとは思ってもいなかった場所でオモチャの車を見つけたときに、そのオモチャを子どもは指でさして、「ブルーン」という擬音語を使うようになるのである。語が真の意味で指示対象を獲得するのは、まさにこのときである。そのためには、子どもが「ブルーン」と言えるようになったけれども、その擬音語の意味は「いまからこのオモチャの自動車で遊ぼうよ」ということではなくなるのを待たなければならない。擬音語を使えば他者からモノを得たり行為を引き出したりできるからという理由だけで、このタイプの語に興味をもつのではなく、擬音語は子どもにとってさまざまな観念、概念、表象と戯れる手段になるということで、このタイプの語に興味をもてるようになる必要がある。そうなったとき、子どもの音声表現は単なる要求の表現ではなくなる。この二つの系が交わることによって、語に関する二つの基本的な結果が生じる。はじめは、一方で「あれ」とか「ほら！」とか「もっと」とかの純粋に話し手の視点から見た様態を表わす記号表現が現われる。[1]したがって、その記号表現は当の指示対象がなんであるかを問わない。また、他方で世界の特徴に対応する（といっても、もっぱら音のレベルでの動きの先取りにすぎないが）擬音語が現われる。

そして、いったん二つの系の交わりが生じると、記号内容は単なる動きの先取りでなく、世界のうちにある事物の何らかの特性を反映したものとなる。ここには〔記号表現と記号内容から構成された〕本来の表象があり、記号表現を操ることによる表象の遊び[2]が生まれる可能性が開けるのである。この月齢になると、あたかも二つの似たような対象を識別する特徴は何かをはっきりさせようとするかのように、子どもは分類や区分を自発的に行なうようになるが、こうした行動の出現は、おそらく上記のような表象的世界の成立によって説明できるであろう。さらにいえば、大人がいっそう容易に子どもの誤りを修正することができるようになるのも、この時期である。また、子どもが嬉しがって語を反復するのもこの頃である。語の反復は、モノの観念と戯れる一方法となる。

(1) フランス語は modal et aspectuel。後者の語は、話し手の視点から見た世界の表現、あるいはその視点を表わす言語手段を意味する〔訳注〕。
(2) たとえば、記号表現の音の類似性から次々に別のものを連想していくことなどをさすと思われる〔訳注〕。

一般に、「これ」「ほら!」「もっと」の系と「擬音語」の系が交わることによって、二つのタイプのコード化の連結も生じる。「どこで/いつ」の記憶(エピソード記憶)と結びついたコード化と「なに」の記憶(意味記憶)と結びついたコード化である。これ以後、発声を伴う換喩的身ぶり——この身ぶりが擬音語を生みだしてきたのだが——は、対象の特徴と結びついていくようになる。つまり、子どもに特別な感情的効果を生む対象の特徴（「対象がなんであるか」の領域に属する特徴）と結びつくようになる。最後の段階は、通常「語彙爆発」と名づけられている現象と関係していて、それは二歳になる前頃にはじまる。

V 不在の表象

さらに続いて、一歳四カ月から一歳六カ月にわたる短い期間に、子どもは、対象が目の前からなくなってしまい、また再び現われることがなくても、自分のなかの心的表象に基づいて行動する能力を獲得するようになる。遊びの観点からすると、それは模擬や「ごっこ」遊びが出現する時期である。この時期はまた、子どもがモノの不在に気づくようになり、気づいたからといってモノが再び現われるわけではないことを理解する時期でもある。しかしながら、子どもはまだ奇妙な仕方でしかこのことを理解できないために、欠落感の表出と不快感の表出とのあいだの区別がはっきりしないことに注意しよう。ブリゴディィオとニコラが記録に残している観察では、幼い女の子が「バプーン」（bapum）と言って手を広げて見せた。これは「アピュ」「パラ」（apu / pas là : ない）と「バダブーン」（badaboum : ドシン！）〔モノが落ちる音」との中間のなにか、もうそこにはないということと、落ちてしまった、崩れてしまった、こわれてしまった、ということとの中間のなにかを意味している。子どもが目的を達することができないような場面で無力に感じるときにも、この種の混ざりあった表現が発話によく現われる（たとえば「できない［peux pas］」）。ことばには、それぞれ違う不快な場面を、一つにまとめて落ち込んだ気分として表現する力がある。子どもが発したことばは、対象が再び出現してほしいという期待だけを表わすのではなくなっている。まして、「もっと」とか「ブルーン」とかの語は、対象を操作したときのその動きの様相を単に音に写し取ったものでもなくなっている。この月齢では、ことばは、同時にそのどちらでもあるのだ。

Ⅵ　語彙爆発

一歳六カ月から二歳までのあいだに、いよいよ本格的にことばを話すようになる。もちろん、子どもは望んでいたものが消えてしまうと、「ない」と言えるようにもなる。この場合は、純粋かつ単純な不在の確認なのであって、空白を埋めてほしくて母親に訴えているのでもないし、いまここの場面で感じる不快の表明でもない。「ない」という表現は、対象が再び目の前に現われるかもしれないという期待の放棄であり、それを放棄しても心的表象は保持できるのだ。心的表象は、いまここの場面に対象が再び現われるかどうかをとやかく問題とせずに、それ自体として保持可能となる。

いま述べたばかりのことは、「いや」ということばのなかに見られることと関係づけることができる。この時期には、確かにこの語は独り言のなかにも現われるし、困難にぶつかって、子どもがこれまでのやり方ではうまくいかないことを知り、それを放棄して別のやり方に切り替えようとするときにも現われる。

他者の思考について子どもがどのように表象できるかということのなかにも、この純粋かつ単純な不在の認識が認められる。すでに見たように、最初、子どもは、他者の思考を自分自身の思考と相補的であったり、対立的であったり、同一であったりするものとしてしかとらえられない。他者の思考は無条件に自分とは異なっているわけではまだないのだ。自分が考えることとは別のことを他者は考えると想像できるようになったときはじめて、母親は確たる他者として認知されるのである。こうして、子どもは、それが必ずしも自分の望むこと、好きなこと、興味がもてることでなくても、他者の思考に、単に思考そのものに、関心を向けることができるようになる。

表象そのものへのこのような新しい興味は、よく語彙爆発と称せられる現象と同時期に現われる。もちろん、この「爆発」は、脳の成熟による記憶容量の増大と言語処理能力の向上に基づいている。しかし、この語彙爆発はまた、子どもが獲得した、表象を相互に関係づけて考える能力にも基づいている。語を用いるおかげで、いくつかの表象のうちのある表象に対応する指示対象が実際に目の前に現われるかどうかに気をとられる必要がなくなるからだ。表象を土台とするこの新しい能力によって、過剰拡張でも、類似の指示対象の結合でもないやり方で、語彙の発達が可能となる。前とは逆に今度は、同じカテゴリーに入っている対象間の差異が明らかになることによって、それが新しい語の採用につながっていくのである。

こうしてしだいに、子どもは類似の対象カテゴリー間の違いを明確にしつつ、語を規範にかなった正しい意味に限って使用できるようになる。子どもがことばや認知の発達において苦労するのは、すでに知っている範疇に近い何かを、新しい名称をもつ新しい範疇に関係づけることである。まったく同じではないけれども近いレベルのもの、なじみではあっても少し奇妙に感じられるレベルのものの発見によって、このプロセスは開始される。当然のことながら、すでに知っている範疇の周辺にあるこうした対象の位置は、ある対象が別のものと似ていても、まったく同じものではないと子どもが気づいて、違った名称を与えるようになってはじめて、確定するのである。ここでは、語の使用と結びついたカテゴリー化がどのような結果を生むかが変わる。擬音語が未知のものを既知にする結果を生んだとすれば、新しい語の使用は〔既知のもののなかの〕違いをはっきりさせていくことにつながるのである。一歳六カ月から二歳のあいだに、健常な子どもの語彙は五〇語を越える。語彙量がこの一線を越えたということは、ときに心的語彙(1)と呼ばれるものの再組織化が、おそらくは背後で進んでいるということである。このことは、子どもなりに記号表現を自分のものにしようとするなかで見られる一時的な退行や、新たな誤りの出現となって現われる。こうしたプロセスは、語を記憶のなかに貯蔵する新しいやり方が備わったことの証拠である。この新しい記憶方法によって語をますます多く保持できるようになるが、そのぶん、いままでのように簡単には想起・再生できなくなるのである。

（1）「思う」「考える」「知っている」「信じる」などの語のこと〔訳注〕。

Ⅶ　二歳、二語文

二歳頃、子どもは二語文を作ることができるようになる。これまで度々指摘したように、この頃から子どもは、目の前の場面の支えがなくても、大人とのあいだに共通の話題を定めて会話ができるようになる。二語文が作れるようになるとすぐ、そのうちのはじめの語は、話し相手と共有できる話題の提示子どもの最初の文に当てられ、一方、二番目の語はそのことについて言いたいことを表わす。しかし、子どもの最初の文では、語順はよく逆になる。つまり、子どもにとっていちばん話したいこと、相手とのあいだでまさに話題にしたいことが最初に来て、そのあとにそれと関連のあることが来るのである。二語文がしかるべき形で現われると、ことばの本格的な発達への道が開かれる。一般に、ことばのいくつかの重要な要素(「私」という一人称代名詞や比較級、帰属関係を表わす語、物語的な構成[1]をもつ文など)がまだ獲得されていなくても、ことばを用いたシンボル操作の基本は、もうしっかり根づいているのである。

(1) 過去時制を用いて出来事の展開を客観的に述べることができるようになることをいう〔訳注〕。

第二章　障害の分類

この章では、ことばの障害を、言語障害、コミュニケーション障害の順に取りあげる。あとでみるように、コミュニケーション障害では、たとえことばに障害があっても、それは主要な症状ではなくなる。そのため、ほとんどどの分類法でも、両者を並べて扱おうとはしていない。この章では両者を同じ土俵の上で扱うことにしたのだが、それは、うまく（あるいはまったく）話せなかったりコミュニケーションのとれない子どもがどのような障害をかかえているかについて、その全体像を鳥瞰する視点を読者に提供したいからである。しかし、明らかに、言語障害とコミュニケーション障害とでは、その兆候と原因に本質的な違いがみられる。

ここで取りあげようとする障害には、さまざまな分類法を適用することができる。それぞれの分類法は、疾患の病因論や適用可能な治療法に関してどういう立場をとるかによって異なっている。本章では、最もふつうに用いられている疾患の名称とその説明とを関連づけて記述することにしたい。というのも、理論的主張や疾病単位が分類法によって必ずしも一致しないとしても、それでもどの論者にも共有されている観点というものがある程度はあるからである。

言語障害（あるいはコミュニケーション障害）と実際に判定できる条件は、当該の子どものことばの症状が、他のどんな疾病からも切り離して考えられるということで、どの論者もこの点は一致している。したがって、たとえば、知的障害の結果としてことばに障害がある場合、これを言語障害とは言わない。そのため、医学的な分類基準（精神疾患の診断・統計マニュアル：DSM－IV）[1]では、言語障害のカテゴリーは、〔知能テストのなかの〕言語性テストの成績が動作性テストの成績にくらべて二〇点以上開きがある子どもの場合にのみ適用することになっている。また、聴覚認知異常が原因となって生じた言語疾患についても、これを発達性失語とは言わない。逆に、「ことばの聞き取り」に関わる純粋語聾（神経学的欠陥があって語音の弁別知覚ができない場合）は、言語障害と見なす。というのも、ふつうの聴覚障害児の場合と異なり、こうした種類の語聾の子どもは、ことば以外の音（たとえば、流れる水の音）の聞き取りはよくできるのに、音声の音素や音節の弁別ができるようにはならないからである。聴覚に対して当てはまることは、音の産出の面にもまた当てはまる。したがって、口腔顔面失行[2]が原因となって生じることばの障害もまた、失語の一つの特殊なカテゴリーとは見なさない。たとえ、口腔顔面失行によって音節を続けて再生する能力が損なわれていたとしても、そうした障害をもつ人は表情のまねもできないので、それは言語に特有な障害ではないといえるからだ。逆に、もっぱら音節の発声のみが損なわれている発語失行は、言語障害である。なぜなら、このような人は、指図された身ぶりを行なうことはなんとかできるのだが、語の音節を正しい順序で想起して言えるようにはならないからである（パンタロン〔ズボン〕を「パンパロン」とか「パタラン」と言ってしまう）。それでも、次の点に留意しておこう。つまり、もっぱら発音やことばの領域のなかであれば、ある障害が言語障害の特徴を有するか否かを比較的はっきり確定できるのだが、コミュニケーション障害の境界領域となると、話は複雑になる。つまり、対象となることばの障害がそれ自体一つの疾病単位を構成するのか、それとも、結局、別次元の障害に含まれる言語的症状であるのか、判定することは難しくなるのである。それは、いわゆる「語用論的水準の意味理解」障害の場合である。本来の言語障害なのか、別次元の障害の影響でことばの障害が現われたのか、どちらなのかという問題は依然として残る。

（1）アメリカ精神医学会が刊行している精神障害の診断と統計のためのマニュアル。Diagnostic and Statistical Manual of Mental Disorders の略。国際的診断基準の一つとなっており、わが国でも広く利用されている。国際的に通用する基準としては、他に世界保健機構（WHO）より刊行されている国際疾患分類第一〇版（ICD-10）がある〔訳注〕。

（2）失行とは、運動・感覚機能は正常なのに、目的にそって意志的に関連身体部位を動かすことができないことをいう〔訳注〕。

さまざまな論者たちが一致する第二の点は、（いわゆる「純粋な」）言語障害とコミュニケーション障害とをさしあたりは区別しようという点に関わる。理論家や臨床家の大部分はこの区分を採用しており、なかでもアレンやラピンは、この二つのタイプの障害を全体として一目瞭然に概観できるような分類法を、唯一提唱している。とはいっても、もちろん、コミュニケーションの障害そのものが問題となるときには、学派による違いが現われる。認知科学的立場からすれば、コミュニケーション障害はある種の〔脳の機能の〕失調そのものであるし、精神分析の立場からすれば、自閉症や精神病の子どもの心を全体として覆う障害の結果なのである。

第三の一致点は、いわゆる「純粋な」言語障害に関わるものである。どの論者も確かに、発声・発話障害が優勢なタイプと、おもに聞き取りと理解の障害によって特徴づけられるタイプとを対比させる二分法を認めている。

最後の第四の一致点は、同じカテゴリーの障害のなかで、重度の疾患と軽度の疾患を区別する必要性にかかわる。もちろん、疾患の軽重の段階に連続性があるのか、それとも反対にはっきり異なる疾患単位なのかということが問題にはなるが、しばしばこの問いは不問に付される。

以下では、こうしたさまざまな障害を手短に概観してみることにしよう。吃音の問題は、ここではあえて触れないことにする。というのも、もともとこれは他の発話障害とは別の疾患単位を構成しているためである。ことばの発達の単純な遅れの問題については、のちに臨床検査の章で取りあげる。

I 「純粋な」言語障害

非言語的コミュニケーションの能力には本来なんの問題もない子ども（視線が合わないといったことはなく、身ぶりや表情を用いることができ、他者とのやりとりに関心がある子ども）の場合は、「純粋な」言語障害と見なすことができる。

この障害はさらに、一方の構音や発語や発話の障害と、他方の受容性言語障害とに区別できる。この区分はおおむね、精神障害と行動障害に関する国際分類が取りあげている区分に対応している。すぐわかるように、この区分名称は、障害がどの機能不全と関連しているかを表わしている。こうした名称を用いると、発声発話障害のある子どもは受容性言語障害とは無縁であり、受容性言語障害のある子どもは発声発話障害とは無縁であるかのような誤解が生まれるという不都合がある。ところが、発声発話障害は語音の認知にわずかな影響しか及ぼさないとしても、その逆は真ではない。つまり、音声認知の障害（受容性障害）はたとえ軽度であっても、言語の発話の質に無視できない影響を及ぼすのである。

1　発声発話の側面：構音障害、発話障害、言語領域の障害（1）

（A）単純かつ軽度の構音障害

「赤ちゃんことば」のある側面にはこの障害と同じ傾向が認められる（たとえば、jの音の変わりにzと発音してしまう傾向）（2）。とくに微妙なところのある音声（s、z、ch、jにとくによく認められる）の発声時に、舌の構音位置が悪いためにこの傾向が生じる。このタイプの障害については、ここでは参考としてとりあげるだけで、これ以上触れないことにする。

（1）フランス語はそれぞれ、trouble de l'articulation, trouble de la parole, trouble du langage である。前二者は文字通りに訳してそれぞれ「構音障害」「発話障害」としたが、ここでの trouble de l'articulation は内容からすると、我が国で用いられる一般的な分類法では、構音障害のなかのとくに音韻障害に該当すると思われる。そして、trouble de la parole がむしろふつう言われるところの運動性を中心とする構音障害にあたると考えられる。また、trouble du langage については、この節の文脈においては発声発話障害の下位カテゴリーとして用いられているのに、本書全体では、ことばの障害全体を包括する概念名称としても用いられているため、これを文字通り言語障害と訳すと混乱が生じると思われる。したがって、trouble du langage は、この節の文脈のなかでは「言語領域の障害」と訳すことにした。本文を読んでわかるとおり、この障害は語彙レベル、統語レベルの障害である〔訳注〕。

（2）フランス語の一人称単数は je であるが、これを ze と発音してしまう傾向に典型的に現われる〔訳注〕。

（B）発話障害

〔いわゆる狭い意味での〕構音障害とは反対に、発話障害の場合、舌などの発声器官の位置よりも発声時の口の動きが問題となる。

このカテゴリーのなかで、さらに、構音動作の実行に問題があるのか（運動性構音障害）、それとも反対に、その動作のつながりを組織するプログラミングに問題があるのか（口腔顔面失行）によって、二つの障害のタイプが区別される。

運動性構音障害では、どの音素についても、それを実際に発する際に必要な動作の実行の質が劣化する。口腔・口蓋・咽頭・喉頭に関係するある種の筋肉の麻痺が、正確な発音を歪めてしまうのである。その結果、比較的未分化でいつも単純化された音声になってしまうのである。

口腔顔面失行とは、口と顔を意図的に動かすのに必要な運動プログラムすべてのプラニングとその同時実行がうまく組織できない状態をさす。この口腔顔面失行は、音韻の歪みにつながるばかりでなく、微笑みやあくびにも悪影響を及ぼす。ここでは、ある一つのきまった運動の実行が問題なのではない。行なうべきいくつかの運動を組み合わせるプログラムとその時間的展開こそが損なわれているのである。当の本人には何をしなければならないかがわかっているのだが、いくつかの運動の「メロディー」（流暢な流れ）やそれぞれのテンポ、組み合わせがいつもうまくいかない。具体例を挙げれば、お手本を口真似するよう求められた子どもは、なんとかそれを真似ようとしていろいろ試みるのだが、うまくいかない結果に終わるか、うまくいっても長続きしないのである。そして、子どもはその結果を自覚しているのである。

（C）言語領域の障害

発語失行――運動性構音障害や口腔顔面失行の場合とは反対に、発語失行では、言語特有の障害領域に足を踏み入れることになる。この場合、微笑んだり舌を出したりするよう求められれば、当の子どもは難なくできる。この障害は、なにより意図的な発語（つまり、何か言いたいことが思い浮かんでそのために用いようとする語）だけを損なうのであって、自動的に発せられる語（感嘆詞、罵りことば、決まりきった丁寧語）はまったく影響を受けない。さらに、当該の障害を有する子どもは、意図的に語を発する場合でも、（構音障害とは異なって）ある音素やある個別の音節は正確に発音できるのである。逆に、発語失行を抱えている子どもにとっては、既知の語の音素の順序を正確に再現することのほうがおおいに難しい。たとえば、「パン」「タ」「ロン」のそれぞれの音節を個別には完璧に発音できるのに、ズボンの絵を指して「パンタロン」と言ってごらんと求めると、たとえば「タンタロ」と言ったり「パンパロン」と言ったりするのである。障害の中核にあるのは、音素の系列を黙って思い浮かべることの難しさ、とりわけそれを発音すべき順番に思い浮かべることの難しさである。この障害が（単なる運動障害でなく）言語領域の障害と見なされるのは、ある順番で発音しなければならない音素の音の輪郭を心のなかで想起するという水準の難しさが子どもにあるためである。それゆえこの障害では、音の形態の産出にはどのような運動を組織したらよいかが問題となる以前の段階が損なわれていることになる。診断を下すときには、語を繰り返したり、絵の名称を言わせたりしたときに質的な差異がみられるかどうか、発音した語を文字に書き写すことが可能かどうか、さらには、実際にある語（「トイレ」のような）が発音されたのか、それともそれらしき語（無意味音節）が発音されたにすぎないのか、といったことにともかく注意を向けておいたほうがよい。

発音統語障害――この障害は、どんな他の失語症的障害とくらべてもはるかによくみられる障害である。子どもの語彙は非常に限られていて、その話し方はキーワードを並べるだけであったり、電報文のようなスタイルであったりする。それでも、子どもは〔欠けている〕語をあえて探して補おうとしない。この症状の最も特徴的な要素は、文法語（代名詞、冠詞、前置詞、時制や人称の一致を示す語形）の単純化や脱落にみられる。「電報文スタイル」という名称はそこから来ている。こうした子どもを見ていると、統語法的観念がまったくないのでは、と思いかねない。しかし本当のところは、こうした子どもたちでも、発話のテーマ部分とそこからの展開部分との違いや、肯定、疑問、感嘆の違いをイントネーションによってちゃんと示すことができるし、名詞と動詞の相対的順序を守って主語と目的語とを区別することができるので、統語論的構成の観念は残っているのである。欠陥は統語法そのものにあるのではなく、むしろ、発話に用いられる語と語のあいだの文法的関係を、発音上の手段に頼って表現してしまう点にある。さらに、この発音統語障害は、たいていは話しことばに限られる。多くの研究が示すところでは、子どもはある文法標識の使用、たとえば所有を表わす標識の使用に気づきはじめると、しばらく「自分のアイスクリーム〔アイスクリームのフランス語はglaceで女性形〕」というときに所有代名詞の女性形「ma glace」と男性形「mon glace」を区別せずに話すことがある。しかし、こういう子どもでも、書きことばでは、このような正しくない語の結合を示してみると完璧に間違いを指摘できるのである。つまり、この障害は統語論的性格のものではない。

それでもやはり、次のような疑問は払拭されない。話しことばに見られるこういった障害は、なぜ語彙レベルではなく統語レベルに現われるのだろうか。おそらく、その理由はさまざまであろう。まず、発話自体が困難な子どもは、発話のいちばん重要な側面、つまり語彙に短縮や脱落が起こってもおかしくないと考えられよう。こうした子どもにとっては、統語的関係を示すのに役立つのは、イントネーションと語順である。しかし、もう一つ別の理由もある。すなわち文法的要素はそれ自体、何の意味ももたない。それは結びつきや一つの語に対する視点を示すのであって、そうしてはじめて文法的要素に意味の一部が生じるのである。「un」(フランス語の単数不定冠詞)や「le」(単数定冠詞)は「chien(イヌ)」や「chat(ネコ)」とは違って、どんな概念にも対応していないのだ。それゆえ、発音統語障害に冒されている子どもにとって難しいのは、指示対象のない記号表現を心に思い描くということである。つまり、「le chat gris(灰色のネコ)」のような表現では、「gris(灰色)」と「chat(ネコ)」はそれぞれ独立に意味があるが、「le」

はただ、「灰色のネコ」の概念に対する視点を指し示しているにすぎない。そうすると、問題となっている表現の全体を構成しようとすれば、少なくとも三つの操作を行なわなければならない。まず、「chat（ネコ）」という語と「gris（灰色）」という語を心のなかに想起する。続いて、定冠詞、不定冠詞全体のなかから適切な冠詞を選択するために、「chat gris（灰色のネコ）」を記憶に保持しなければならない。最後に、いったん適切な冠詞を探しあてたら（そして、依然として「灰色のネコ」を覚えているなら）、「chat gris（灰色のネコ）」の全体は、記憶のなかでは冠詞の前に置かれていたのに、この冠詞を「gris（灰色）」のうしろでなく「chat gris（灰色のネコ）」の表現の頭に置かねばならないのである。

そのほかの特異性として、発達性失語症障害の子どもの談話には、ある文法的要素が別の文法的要素よりも現われやすいということがある。たとえば、冠詞や代名詞は時制や人称の文法的接尾辞よりも容易に発話に現われやすい。文法的形態が自立した形をとるほど、アクセスしやすくなるのである。

さらに驚くべき現象もある。それは、あらゆる接尾辞が同じレベルで使われるというわけではない、ということである。たとえば、時制や人称の標識は、語の派生形の標識よりも使用が容易である。たとえば、「mang-er（食べる、フランス語の動詞原形）」から「mang-erons（manger の一人称複数未来形）」への移行は、「boulang-er（パン作り職人、名詞男性形）」から「boulang-ère（女性形）」あるいは「boulang-erie（パン屋の店）」への移行よりも容易である。それはおそらく、動詞の場合、語幹がそれだけで行為と結びついた意味を喚起できる（接尾辞はただ時制や人称を正確に示すだけ）のに対し、語の派生形では、「boulang-」のような語幹によってだけでは、語の完成形が（「boulang-er」の場合のように）男性を示すのか、それとも（「boulang-erie」の場合のように）場所を示すのか、わからないからである。

文の文法的な形態に対応してどのような音素を選ぶべきかを決めるには、記号表現としての語彙の音素を想起するよりももっと難しく複雑な想起のプロセスが必要となる。これが形態論的なレベルに特化した障害が生じる原因である。また、発音統語障害の子どもは、やりとりのなかで話しことばの使用をかなり少なくしてしまう傾向があることにも、注意を向けなければならない。「ぎりぎりの節約」という表現がよく文献にみられる所以である（アジュリアゲラ[1]、ディアトキン[2]）。この発話の減少は、話者が自分の間違いに特別敏感になる結果にすぎないと、誤って考えてしまうこともある。むしろこの場合は、ことばを介してのコミュニケーションへの興味が全面的に失せてしまっていることが問題なのである。したがって、リハビリテーションの第一の目的の一つは、誰に向けて話しているかわからない自発的発話を抑えて、〔他者との〕話しことばによるコミュニケーションに関心を向けるようにすることである。

（1）アジュリアゲラほか『子どものことばの組織化と解体』、三二九〜三五三頁、児童精神医学マニュアル、パリ、パッソン、一九七〇年。
（2）R・ディアトキン「言語使用とことばの障害」、『児童青年精神医学講座』（R・ディアトキン／S・ルボヴィシ／M・スレ編）第Ⅱ巻三八五〜四二三頁、パリ、PUF、一九八五年。

2 受容の側面

では次に、受容性障害の領域に目を向けることにしよう。「受容」とは、脳が聞き取った語を同定することを指す。これは聴覚の問題ではないし、意味把握の問題でもない（すぐ意味がわからなくても、ある語が自分の使用言語かどうかは同定できる）。受容性障害には、その障害の程度によってさまざまな水準を区別することができる。

音声弁別障害（アジュリアゲラとディアトキンの用語でいえば、いわゆる「統制を欠いた冗漫な話し方」をする子ども）——軽度な最初のレベルの障害としては、音声の弁別困難がある。しかしそれでも、やりとりの文脈や、話し相手の身ぶり、イントネーション、唇の動き、といった手がかりを利用できる条件のもとでは、そうした子どもでも、談話のなかの語をずっと認知していける。イントネーションによって、子どもは音のつながりを切り分けることができるし、文脈や唇の動きによって語を全体として同定できる。よく、目の前の人が発した語を確認するために、自分が聞いたと思う語を子どもが小声で繰り返すのを目にする。ときには、自分の聞いた話を組み立てるために、自分自身がこれまでに使ったことのある語を思い出そうとすることもある。ある音声を特定のある音声として直接に同定することが、やはりできないのである。この音声形態把握障害は、子どもの話しことばに影響する。しっかりと安定したモデルを欠いているために、子どもの話すことばは不正確な音声が次から次へと止まらない話し方になる。これこそ、ディアトキンとアジュリアゲラが「統制を欠いた冗漫な話し方」と呼んだものである。イントネーションには問題ないのだが、全体として速すぎて、脈絡のない滔々《とうとう》とした話し方という印象を与える。ここで改めて、語の認知と語の理解は違うことを強調しておこう。語の認知とは、聞き取った音のつながりの一部を普段使っている言語のある語として同定することである。しかし、語の同定ができたからといって、その語の意味が把握できたことにはならない。ある文中のある語の認知とは、その意味を把握する前に行なう、それとは独立した作業なのである。

純粋語聾——これは、さらに重度の音声同定障害である。きわめて重い純粋語聾の子どもの場合、もはやどんな語の認知も不可能である。音の連なりを語や語群に切り分けることができないし、それができなければ次の意味を探るというレベルにまで届かない。こうした子どもは、言葉でない音（たとえば、コップが割れたときの音、フォークが落ちたときの音）であっても同定がままならないこともある。そのため、耳が聞こえない子どもと同じように振舞い、自分の周りで何が語られているかに興味を示さないのである。こういう子どもは、周りの人が眼差しで合図したり、表情や身ぶりによって直接うながしてはじめて、行動を起こすのである。さらに、聴唖(1)が問題となることもある。最も際立った場合には、これは自閉症と混同されることもある。両者の鑑別診断は行動的指標によって可能となる（とくに視線が合わないということはないか、常同的行動がみられないか、表情や身ぶりを適切に用いることができるかなど）。

（1）知能と聴力が正常な子どもにみられる、言語の発達の著しい遅れ〔訳注〕。

語彙統語障害――いくつかの分類法では、語彙の欠落がそれだけ孤立して現われる場合、これを他とは別の疾患の徴候としている。つまり、語彙統語障害あるいはさらには健忘失語としてこれに言及している。語彙の欠落とは、普通の語を知らないということではない。それとは反対に、語彙の欠落の特徴は、語を知ってはいるのだが発話時に子どもはその語を見つけられないという点にある。子どもは、語が見つからないときにはふつう、ごまかして遠回しな表現で同じことを言おうとしたり、それに近い表現を次々にいろいろ試して言ってみたりする。これは、いまにも語が口から出そうで出ないときにはよくあることだ。とはいっても、ある語を忘れたときもそうなのだが、いつも同じ現象が見られるということではない。ときには、見失った語が何の苦もなく出てくることもあるし、出てこないままのこともある。ある子どもたちは、検索中の語の最初の音節をそっと教えてもらうだけで、当の語を思い出すのに、他の大部分の子どもたちには、この種の助けが支えにならない。

ここからただちに、こうした障害は受容性の問題ではなく発話レベルの問題であると言いたくなるであろう。しかし、実際のところ、問題なのは、うまく発語につながる以前の語の内的想起なのである。

これに対しては、いくつかの説明が提唱されている。語の誤った符号化が問題であるかもしれないし、音の輪郭の記憶が悪いので語の想起が抑制されるのかもしれない。つまり、表立って現われた障害は、いちばん軽い受容性の障害の結果なのかもしれないのだ。発語失行で見られる障害にも比すべき、音の形態の軽い想起障害の存在を仮定することもできる。結局、音韻に関する記憶の特殊な欠損が考えられるのである。実際、リハビリテーションを効果的に進めるためには、それぞれのタイプの要因がどの程度影響しているかを推しはからなければならないが、それは患者とのやりとりのなかで決めていくことになる。

3　言語障害とコミュニケーション障害のあいだ：語用論的水準の意味理解困難症候群

多くの分類法では、「純粋な」言語障害の章に、語用論的水準の意味理解困難症候群について述べている部分がある。しかしながら、このカテゴリーはつねに留保付きで用いられている。これらの分類法の提案者たちは、あたかもこの症候群を他の「純粋な」障害と同じような性質の言語障害と見なすのに躊躇を感じているかのようである。その理由は簡単だ。語用論的問題に取り組むとなると、厳密に言語の問題ではなくなり、コミュニケーションの側面が重要になるからである。つまり、このカテゴリーは子どもの人格全体にかかわる病理現象だから、いわゆる「純粋な」障害のただなかにこのカテゴリーを持ち込むと、やはり他の障害と異なると感じられるものが、場所を占めることになってしまうのである。

言語学から借用してきた「語用論的」という語のかなり恣意的な使い方によって、症候論的にみた場合のあいまいさが残ることになった（「意味論的」[1]という語を付け足しても、あいまいである点は変わらない）。語用論とは、談話の内容ではなくその語り方（つまり、命令や疑問を提示したり、話し相手に合わせて反応を変えたりするのに用いられる語り方の違い）を研究対象とする言語学の一分野である。その主要な関心の焦点は、話し手と聞き手とのあいだの影響関係にある。したがって、コミュニケーションの問題とかけ離れているわけではない。過度な図式化に陥らないようにしていえば、語用論とは何より、談話が生みだすコミュニケーションの効果の研究である。「意味論的」という語についていえば、語られることとの内的一貫性や思考の向けられた対象に合致した適切な談話がなされているか否かを指すのに用いられていると思われる。それゆえ、ここで問題となるのは、ことばと認知的・表象的過程全体とのあいだの連関なのである。したがって、「語用論的」という語を用いる場合、「意味論的」という語を用いる場合も同様だが、（語られたり、知覚されたり、記憶されたりすることばの内容を損なう）「純粋な」障害の領域に属さない、別の性質を有する障害が問題であって、そうした障害が談話の際にどのような影響を与えるかに関心が向いていることを示している。

（1）フランス語は sémantique で、文字通り訳せば「意味論的」であるが、症候群の名称としてはわかりやすいように「語用論的水準の意味理解困難症候群」とした〔訳注〕。

この障害（語用論的水準の意味理解困難症候群）自体の記述も、論者によって完全に一致しているわけではない。ある研究者は、子どもの談話がテーマややりとりの場面と適合していない点を症状の特徴と考えているし、別の研究者はカクテルパーティ症候群と呼ばれる概念を持ちだす。このような特徴づけによって、ある種の支離滅裂な談話や、社交場面で通常交わされるような決まり文句の使用が暗に指されているのである。このタイプの症状が記載されている分類法は、認知神経科学の知見をおおいに踏まえている。ある研究者にとっては、問題は、前頭葉に起因する障害が言語に及ぼす影響である。話し手自身がもはや「針路を維持」できず、語そのものが示す思考の流れから自分の発言を脱線させてしまうという事実は、この前頭葉の障害に起因すると思われる。

あるタイプの高機能自閉症や、さらには児童期精神病のある場合に観察される言語障害との親近性の問題が、ここで言及されてもよいだろう。「語用論的水準の意味理解困難症候群」の子どもの談話と、自閉症の特徴を呈する子どもの談話とのあいだには、かなりはっきりとした違いがある。前者では、ほとんど、あるいはまったく、自閉症児の談話に現われるステレオタイプが見られない。詳しい事実の列挙だけに限られたことばが見られない。ところが、精神病の子どもの談話とは驚くほど似ている。話しが「支離滅裂」であることが多いのは、「一次的過程」の心的働きの結果であるように思われる。その過程においては、話し手はやりとりの場面によって制約を受けることも、相手の期待や理解の程度によって制約を受けることも、ないからである。しかし、「語用論的水準の意味理解困難症候群」の子どもが精神病の子どもと違っている点もある。その違いは、談話の構成よりもその内容に現われる。「語用論的水準の意味理解困難症候群」の子どもは、あえていえば、ただ首尾一貫していないだけなのである。このような子どもの話しはあちらこちらに飛躍し、支離滅裂となり、次々に変化していく。まったく、この子どもたちは簡単に物語を作ることもできないのである。それに対し、精神病の子どもは、とくに好みのテーマや気にかかっているテーマを繰り返し語り、よくそのテーマで物語を作るのだが、ちょうど夢の場合がそうであるように、物語に矛盾があっても、内的一貫性までも損なわれてしまうことはない。

しかし、いずれにせよ、語用論的水準の意味理解困難症候群の子どもの主要な障害は、ことばの使用の領域に、つまり理解と表出の両面にあることに間違いはない（理解面の障害とは、語彙理解レベルの障害でなく、文が疑問形であることが理解できない、あいまいな文を解釈できない、文の意味をはっきりさせるために文脈を用いることができない、話の比喩的な意味やユーモアを理解できない、といった障害をさす。表出の面では、聞き手のことを考えないで気取ったことばを用いたり、決まりきった表現しかできない硬さがみられる）。

結論として以下のことが言える。ここで取りあげた「語用論的水準の意味理解困難症候群」というカテゴリーは、問題を孕んだカテゴリーである。「発達性失語」という語を限定して用いることに賛同する厳格このうえない人たちでさえもが、「純粋な」言語障害のうちにこのカテゴリーを入れているのは、おそらく、このカテゴリーがコミュニケーション障害と言語障害との結びつきを間違いなく示すものではあっても、理論的にはまだ充分根拠が与えられていないせいであろう。

II 「純粋な」障害についての神経学的諸考察

コミュニケーション障害について論じる前に、発話と言語領域の純粋な障害についてさらに理解を深めるために、神経学における最新の進歩を反映した諸説が指し示す方向性を明らかにしておきたい。これについて足早に触れておこうとするのは、こうした説明を知っていれば臨床場面をどのようにセッティングしたらよいかがわかるし、どのようなリハビリテーションの戦略を選んだらよいかの備えになるからである。

1 言語理解の障害：ウェルニッケ野の機能障害か、それともイントネーションにもっぱら頼ってしまう結果か？

大人では、通常、言語表出の障害はブローカの運動野の一部の欠陥にその原因が求められる。それに対して言語理解の障害はウェルニッケの感覚野の欠陥に帰せられる。子どもでも同じように、言語表出の障害と言語理解の障害とのあいだに観察される違いを説明するために、このような対立を考えてみることはできるであろう。ところが、大人の臨床データは子どものデータとはまったく重なるところがないように見える。そうすると、健常児が言語を獲得していく際の異なる道筋を比較してみるほうが、最も実り多い仮説が得られるように思われる。健常児では、言語獲得に至る二通りの道筋が観察される。一つは、イントネーションの音楽的性質にもっぱら重きをおき、その結果、抑揚はしっかりしているのだが、しかし音韻の輪郭があいまいな長い発話のみられる子どもの場合である。もう一つは、逆に、音節に含まれる重要な子音を明瞭に発音することができるが、そうした一音節だけに、言いたいことのすべてを入れ込んでしまう子どもの場合である。前者の場合から、言語理解に障害のある子どものことが否応なく思い起こされる。[1] この子どもたちには、イントネーションは完璧なのに発音が不正確であるために大人にとってはとても聞きとりにくい話し方がよくみられる。後者の場合、その独特のことばの省略の仕方や、「電報スタイル」とでも呼べるような音を区切って次に移行していく話し方は、発話レベルに困難のある子どもを思い起こさせる。ところで、イントネーションは（発話の観点からも認識の観点からも共に）右利きの人では右脳で大部分処理されていることがわかっている。したがって、話しことばの理解の障害は大人ではウェルニッケ野の機能不全と結びついているのに対し、子どもでは、右脳がイントネーションの認識と発声をもっぱら独占的に処理するようになるまでこの神経学的領域（ウェルニッケ野）はまだ比較的「休止」状態にあるために、言語理解の障害が生じる可能性が考えられる。大雑把にいえば、ことばを理解するのに、子どもは場面やいま見えている事柄（相手の唇の動きなどを含む）を手がかりにするだけでなく、イントネーションも手がかりとしている。これは、耳に入ってきた音素の音韻的輪郭をそれとして聞き取ることだけにできるだけ頼らないようにするためである。

（1）著者は、ここで次のような推論を前提にしていると思われる。健常児でも、抑揚はしっかりしているが、音の輪郭があいまいな発音の不正確な時期があり、それは音声弁別などの受容の側面に問題があるからである。したがって、同じような症状を呈する障害児は、表出レベルでなく受容レベルに同じような問題がある〔訳注〕。

2 延髄の役割

ブローカ野とウェルニッケ野、さらに右脳は、子どものことばの病理現象に関係する唯一の領域なのではない。たとえば、ことばの記憶処理（語彙論的・統語論的障害である「語の欠落」はこれとかかわっていると思われるが）に関係する領域もあるし、ある仮説によれば「語用論的水準の意味理解困難症候群」に関係する前頭葉前野もある。

しかしまた、延髄の役割にふれておくことも重要である。延髄は、運動野から出た命令の適切な配置と実行を担当する一種の「副指揮官」の位置を占める。というのも、延髄の働きによって、一つひとつの音素とそれら音素の組み合わせを発声するときに用いる口腔構音器官のあらゆる部分（唇、舌、口蓋、声帯など）の運動協応が可能となるのである。ことばを実際に発するとき、この副指揮官は自律的に振舞うわけではない。この理論的観点は、リハビリテーションに少なからず無視できない影響を与えている。

3 中心的問題：連合

前述のような説明を概略的にたどってみると、あらゆる機能的言語障害は脳の一定の領域に限定された機能不全の結果であると思えてしまうかもしれない。ところが実際は、言語障害につながる脳の仕組みの弱点はいずれかの皮質領域に限られるわけではない。反対に、そうした領域の連合や結合の絶えざる必要性こそが問題なのである。

まず、いわゆる「通様相的」な結合(1)がある。すらすらと話せる人にとっては、厳密にいえば一つの音素（を自由に聞き取ったり発音したりできるということ）は、ある音の聞き取りができる、あるいはある運動プログラムを実行できるという、ばらばらの事実ではない。同時に両方が、それも同等なレベルで必要なのである。また、他者に向けて行なった唇の運動と結びついた視覚的記憶も必要である。したがって、次のように問う根拠があるのである。いろいろな音素の発声はいつも「複感覚様相的」なのだろうか、あるいは中立的で「非感覚様相的」でさえあるのだろうか。つまり、特定の感覚（聴覚、視覚、運動感覚）とはまったく結びついていないのだろうか。しかし、ことばを実際に話そうとすれば、そこにはいつも他者とのやりとりがあり、話し手はつねに聞き手の反応（表情や、語られていることをいま理解できていないこと、信じていないことを表わす印）を気にしなければならない。それゆえ、どんな言語的成分にも、話し手が発信したことと、コミュニケーションを通じて、ことばを介して、話し手が他者から受け取ったこととのあいだの有機的結合が含まれているのである。かくして、どんな発話にも二通りの結合の形成が必要である。すなわち、談話の生成にかかわるさまざまな様相（身ぶり、表情、イントネーション、音韻の区別）間のチューニングと、他者の理解の程度——これは他者が送り返すサインでわかるのだが——に合わせた談話の調整が必要である。

（1）視覚と聴覚、運動感覚など、異なる感覚のあいだに共通の性質や繋がりが見出されることをいう。ちなみに、「非感覚様相的」とは、それぞれの感覚に依存しない、より高次の性質の存在を仮定する場合をいう〔訳注〕。

III　コミュニケーション障害

アレンとラピンによる分類を除けば、どの分類についても、ことばの障害に関する記述のなかにコミュニケーション障害の記載がないことはすでに述べた。とはいっても、子どもの行動障害の国際精神医学分類ですら、互いの関連性を認めて両者を同じ章のなかに一緒に入れている。ただし、実際には章のなかに三つの節を立てて、両者を別々に分けて扱っている。つまり、項目八〇に発話障害と言語領域の障害を、八四に自閉症関連の障害を割り当て、この二つの項目を八章のなかに入れているのである。

自閉症的疾患に近づけば近づくほど、話し手のことばの障害は、文法や語彙ではなく、むしろ非言語コミュニケーション（顔の表情、視線、姿勢、身ぶり）や発話の韻律的な次元（イントネーション、話しことばに特有の、いろいろな言いよどみ方）に目立って現われることがはっきりしてくる。自閉症の子どものコミュニケーション障害がどのようなものかは、よく知られたとおりである。自閉症の子どもには、相手と意思疎通を図ったり、自分の情動や感じたことを相手と分かちあったりする傾向がほとんど見られない。そして、コミュニケーションが成り立ったとしても、相手との交流はたいてい自閉症児にとって実

利的な範囲にとどまる。(1)

(1) 自閉症児が他者を道具的に利用する現象は、よく知られている。自分の手の届かないところにあるものをとってほしいとき、健常児なら指さしをして大人の行動を促すが、自閉症児は大人の腕を摑んで対象の近くまでもっていき、直接取るよう促す。この現象は「クレーン現象」と呼ばれる〔訳注〕。

以下、このタイプの子どもの、コミュニケーションの一般的特徴、そしてことばの一般的特徴について述べる。

1 自閉症の子どもの非言語コミュニケーションと語用論

自閉症の子どもの非言語コミュニケーションが際立って範囲の狭いものであることはよく知られている。視線によって意思疎通を図れることはまれで、笑顔、驚き、喜びや興味を示す表情は乏しく、身ぶりによる表現も同様に貧弱である。一般に、情報や情動の共有を目的とする指さし（これは宣言的指さしにあたり、ものをねだるときに現われる指さしとは異なるものである）は獲得されておらず、やり取りを成立させようとする自発的な行動はほとんど見られない。そのような自発的な行動が現われるとしたら、それは、通常、ものをねだったり拒否するためである。注意をひく、コメントをする、情報を伝える、他者と情動を共有するなどの行動もほとんど見られない。そのほか、他者の身ぶりや顔の表情の読み解きもまた同様に難しいようである。

2　言語コミュニケーション

片言――自閉症といってもその範囲のなかには、ことばだけからなる発話をみると非常にさまざまなレベルがある。話しことばでの表現がまったくできない子どももいる。ところが、その子どもたちのなかには、奇妙なことに、書きことばがわかる、つまり記号を使うことができる子どももいる（高度な読字能力）。この高度な読字能力をコミュニケーションに生かしたり、リハビリテーションのために部分的に活用したりすることは可能である。また、ほとんどことばを使わない子どももいる。ただ、このような子どもたちでも、ごくまれには状況にうまく即した、ぴったりと合った話ができることもある。しかし、相手を見ずに、ほとんど声にならない声で、しかも聞き手が予測もしない話し方をするため、それを聞いても大人は（子どもに二度と同じことを言ってもらえないということもあって）、可哀想に子どもは妄想にとらわれていて、願望を現実と勘違いしている、といつも考えてしまうのである。

オウム返し（反響言語）――他者が目の前で口にしたことばを逐一そっくり繰り返す子どももいる（オウム返し）。オウム返しとは、その場ですぐに、大人の言ったことを直接に真似できるということである。これは一般的に、何がしかのコミュニケーションのなかに加わりたいという願望の表われである。他人のことばを、時間を置いて繰り返すオウム返しもある。遅延のオウム返しである。いずれの場合も、オウム返しとは単に再生をすることではない。実は片言の談話と結びついた前の場面が全体的にどのようなものだったかを思い起こす術なのである。ときとして、大人の口から聞こえてきた決まり文句を、あとになって適切な場面でもう一度用いる遅延のオウム返しもある。これはことばへの入り口の第一歩となる。ことばは、こうした当初の一般的な、固定した決まり文句が徐々に形を変え適切に用いられることによって獲得されていくのである。

高機能自閉症児の発達したことば――高機能の自閉症児（とりわけ、いわゆるアスペルガー症候群[1]）には、ことばの遅れはみられない。全体として、（一部の症状を除けば）音を分節化し正しく発音することはうまくできるし、語彙も豊かであることが多い。ただこの場合も、同じ年齢の「普通の」子どものことばとは質的に異なっている。つまり高機能自閉症児では、自分の関心の的や、常同行動の対象（機械的なものや乗り物など）と結びついたことばがとくに豊富なのである。しかし、そこには周りの環境の変化に対して感じた情動を示す語は見当らない。つまり「バイバイ」「ない」「もっと」といった語はないのである。語の使い方そのものも奇妙である。つまり、自閉症児は語の用法を一般化するのに大変な困難を要するのだ。この点について、カナーの報告による自閉症の子ども、ドナルドのことが脳裏に浮かぶ。ドナルドにとって「うん」は、ただ「肩車してよ」という意味しか持たない。なぜなら、父親がある日ドナルドに「肩車してほしい？　うん？」と聞き、ドナルドはそこで「うん」と答えたからだ。ことばを用いる文脈を変えることが非常に困難であるために、結果として正確すぎる表現となったり、ある使用語彙がほとんど稀有といってよいほどにしか現われないこともある。この子どもたちは、同じ対象であっても場面が異なると、いちいちそれを示すために異なる語をあえて使うかのようにみえる。

（1）自閉的な社会性の障害はあるが、言語や認知の発達に遅れは見られないタイプの発達障害。オーストリアのアスペルガーによって一九四四年に見出されたので、この名称がついた。なお、アスペルガー症候群と、知的発達に遅れがみられない、いわゆる「高機能」の自閉症とを同じカテゴリーと見なすか、区別すべきか、については論争がある〔訳註〕。

このように、ここで問題にしている障害は、記号表現の産出や理解よりももっと、指示対象や記号内容の意味の構成にかかわる。この意味論的な障害は、ルネ・ディアトキンがルイ・ピエトロにならってノエシス的領域[1]と呼んだもの、つまり、話し手の思考空間の背後にあるものの構築の際に姿を現わすのである。この領域では、たとえば、自分のもの、自分の内側のもの、自分のようなもの、あるいは反対に、自分のものでないものの横にあるもの、自分の外側にあるもの、自分とは違うもの、などの次元によって対象が差異化される。また、近くのものと遠くのもの、気に入ったものと気に入らないものなどを対立させることもできる。つまり、ここで問題となっているのは世界の組織化であって、その組織化とは事物や概念の性質を考慮に入れ、それらを話し手自身が作りあげた参照系（空間内での話し手の位置、話すタイミング、さらには自分の体や感覚など）を中心にして再編していくことなのである。自閉症の症状を示す子どもには、このような世界の組織化がなかなかできにくい。たとえば、このような子どもたちは、前日と翌日とを示すのに、どちらかというと、「昨日」と「明日」というような話し手の視点によって変化する表現よりも、日付に頼って表現するほうを学習するだろう。この子たちにとっては、月曜日の翌日は「明日」ではなく、「火曜日」であり、昨日、今日、明日という対比表現を使えるようになる以前に曜日を使うことができるようになるだろう。自閉症の子どもの話のなかでは「ぼく、わたし」と「きみ」との代名詞の入れ替わりがよく起こるが、おそらくこれは、話し手の位置と関係づけて世界を組織化することが難しいことによるのであろう。見てわかるように、語用論的水準の意味理解困難症候群の子どものことばの特徴との違いは、はっきりしない。語用論的水準の意味理解困難症候群の子どもたちも、きちんとしたことばを身につけているように見えるが、語用論的にはまちがった使い方を身につけてしまっている。問題なのは、理解の面（ユーモアやメタファーの意味、比喩的な意味を理解することの難しさ）と発話の面（話し相手に合わせて自分の語彙の範囲を変えることの難しさ、会話の決まりごとを守ることの難しさ）双方での、ことばの使い方に対する感覚なのである。

（1）感覚情報に意味を付与する意識の働きのこと〔訳註〕。

イントネーションと話し方——高機能自閉症児の発話に見られる最も特異な要素は、ふつう、その話し方と韻律的な側面に認められる。イントネーションは平板であり、たとえ変化したとしても、相変わらず単調なままである。声は甲高く、大きさの調整がうまくできないか、しゃがれていることが多い。後者の特徴は他の病状（とりわけ、偽性球延髄性症候群）を想起せずにはいられない。逆に、健常な子どもの談話のなかには必ず登場する躊躇の表現（「えーっと」）はみられない。こうした子どもは感情移入なしにお話を読んでいるかのような印象を受ける。

自閉症の子どもの話しことばに対する理解のレベルには予測しがたいことがよくある。うちとけた場面であれば、子どもの理解レベルは高く、表現能力も進んでいるとすらいえる。反対に、文脈が予想外のもので、その文脈によってことばの意味が変化するような場合には、すぐ理解が困難になる。例を挙げてみよう。ある自閉症の子どもが箱を触って開けようかどうしようか、とためらっていた。大人が子どもに言った。「開けてごらん！」。すると子どもは箱を放りだし、自分のいる部屋のドアを開けに行ったのである。こうしたできごとはすべて、まるで「開ける」ということばが子どもにとって部屋のドアを開ける、という意味しかないようにして起こった。この事例からわかるように、自閉症の子どもはことばの文字通りの理解しかできず、自分が出会った表現のユーモアを解したり比喩的特徴を見分けたりすることがとても難しいのである。さらに、非言語コミュニケーションをあまり易々とは行なえないため、「健常な」子どもにとっては理解の手助けとなる他人の顔の表情や身ぶりが、自閉症の子どもにとっては何の手がかりにもならない。言語理解（とくにユーモアの理解）は、異質な諸感覚から集められた情報（話の内容、顔の表情、身ぶり、やりとりが行なわれる場面）に関連性を持たせることができた結果生まれる現象である。自閉症の子どもにとって問題がある点は、この多様な情報の統合なのである。この統合こそが、ことばの使用によって生じるあらゆる事柄にとくに著しい影響を与えるように見える。自閉症の子どもは、たとえうまく話せても、周囲が自分にどんな話し方をしているのかを真に感じ取るのが難しい。また、聞き手の期待に合わせて話題を変えることもできないのである。

第三章　臨床検査

　臨床検査は、治療にあたる者と障害をもった子ども、子どもの家族との最初の出会いの場である。検査の目的は子どもの障害がなんであるかを明らかにすることであるが、同時にこの機会は、子どもにとっても家族にとっても、今後の治療者との関係を占うものとなる。つまり、検査は最初の治療行為であり、以降の指針を提供することになる単純ではない行為なのである。ゆえに、この検査は充分な臨床経験のある者が行ない、単に予備段階としてテストを実施するだけにとどめないことが大切である。フランスで現在行なわれている治療措置では、検査を行なう者とは別の人物が治療を担当するようになっている場合がほとんどである。子どもにとっては、治療担当者がかわることによってそれが精神的外傷となり、他の急激な変化がそうであるように、あとになって重大な結果をもたらすことになりかねない。したがって、担当者がかわる場合にはただちに子どもおよびその家族と話し合いをすることが望ましい。もし、最初に子どもとその両親の検査を行なった者がその後も引き続き治療を担当することができない場合は、その旨を伝えなければならない。また、検査の結果が出たら、治療者と臨床検査の責任者との話し合いが不可欠である。

無論、この検査は治療方針を立てる目的でも行なわれる。ここで生じる疑問とは次のようなものである。すぐに治療を開始すべきか、あるいは時間をおいて子どもの自発的な成長を見守るべきか。どのような環境のもとで治療を行なうのが適当か。少人数の子どものグループ治療か、個別治療か。心理療法、精神運動療法、〔発音矯正を含む〕言語聴覚的治療など、いずれの治療法が最適か。どのような治療方略のガイドラインを選択したらよいか。さらには、臨床検査によって、一般学級で学ばせるか、それとも障害の程度にあった特別学級を考えるかなど、子どもにふさわしい就学形態を知ることも可能である。

I　検査対象となる子どもの分類

一般的に、初めてカウンセリングに訪れる子どもたちは、年齢に応じて二つのグループに分けることができる。一つは三歳から五歳の幼い子どものグループ、もう一つは六歳以上の子どものグループである。

幼い子どもの場合は、よく以下のような二つのはっきり異なる状況に遭遇する。まず、周囲や幼稚園側が年少クラスで子どもに軽度の障害があると気がついたとき、それは「単なることばの発達の遅れ」かもしれないし、あるいは明らかな言語障害である可能性もある。一般に、検査を受ける子どもは、顔の表情や身ぶりで、また少々難があったとしても話すことで、コミュニケーションをとる。ここで問題となるのは、当面の症状が後々まで残ることなく自然にことが解決すると考えてよいのか、あるいは処置を施すべきか、ということである。それによっては、何もしないで放置することになったり、あるいは逆に家族に無用の心配をさせてしまうというリスクを冒すことになる。

これとは反対に、同じ年齢でもすでに状況が明らかに懸念される場合もある。幸いにしてさほど多いケースではないが、深刻な場合には子どもがまったくことばを使えないこともある。診断がひときわ困難な場合もある。非常に重篤な発達性失語症を患っている子どもである可能性もあるし、あるいはそれ以外にも非言語コミュニケーションの欠如など、子どもが多くの障害に冒されている場合もある。他者に向けられる子どもの表情や身ぶりが乏しくないかどうかが診断を下す際の一助となる。その場合は、人格障害レベルの問題が第一に考えられる。

いかなる場合でも、主要な障害に加えて非言語性の認知障害がおこっている可能性も考慮に入れておくことが望ましい。

六歳児以上の子どもの場合では状況は異なる。このようなコミュニケーション障害がある場合、この年齢まで学校側がそのことにまったく気づかないままであったり、両親が何も措置をしなかったというケースはまれである。それゆえ、最初の面接にやってくる六歳以上の子どもたちは、たいていの場合、しっかりとしたコミュニケーション能力を有している。この子どもたちは実際にことばを話すこともできるが、ただうまくは話せない。このような子どもたちのなかには、最初の治療の試みがうまくいかなかったために、結果としてあとになって、前章で述べたようなさまざまなカテゴリーに対応する言語障害だとわかる場合もある。ことばは比較的正しく話せるものの、ところどころおかしな話し方をする子どもたちもいる。この場合は言語障害なのか、あまり目立たないコミュニケーション障害（あるいは人格障害）の影響がことばに表われた結果なのか、を問題にしてみるのがよいであろう。こうしたタイプの障害を有する子どもたちの場合に、最も鋭い理論的対立があらわになる。つまり、このタイプの障害は人格障害から生じると考える研究者もいれば、逆に間違いなく言語障害だと考える研究者もいるのである。

Ⅱ　病歴と両親の同席の問題

ことばを話さない、あるいは話してもうまく話すことができないという理由から、初めての面接で、その子どもの障害がなんであるかを即座に判定することは難しい。したがって、徐々に障害の種類を絞り込んでいき、できることなら少なくとも二回はその子どもと面接することが望ましい。最も明白な徴候から最も解釈の難しい徴候まで、診断の目安となる障害の徴候についてはのちほどまた述べることにする。いずれにせよ、子どもを観察して直接わかること以外にも、その子どもが置かれている状況を全体的に知ることが重要である。そのために、子どもの両親にも最初の面接に加わってもらい、子どもとの関係についていろいろと話してもらうとよい。そうすることによって、ことばが現われてくる過程で見られた要素（その子どもが片言を話したか否か、また、その子どもの言語獲得が兄弟姉妹と異なっていたか、など）を、子どもの発達全体と家族史のなかのさまざまな出来事のなかに位置づけて明らかにできるのである。このようにして、その子どもがどのように成長してきたかがわかるだけでなく、両親がこの家族の歴史をどのように受けとめてきたか、どのようにしてそれを作りあげてきたかなどが明らかになる。つまり、子どもの障害にどのような位置が与えられているか、自分たちのどういうところが子どもの障害にどのように関係していると両親が考えているか、などを推しはかることができるのである。したがって、子どもの過去にどんなことが起こったかという情報を集めるだけでなく、家族のなかで出来事の物語がどのようにして作りあげられていったかを調べることが大切になる。つまるところ、面接の際に両親に同席してもらい、その両親とのやりとりを通して、治療担当者は両親が子どもの障害に対しどのように対処しているか、また子どもとどのような方法でコミュニケーションをとっているかなどを評価できるのである（両親は子どもに命令するだけになっていないか？　教育的な態度をとっているか？　子どもと一緒に遊び、またそのことを楽しんでいるか？　そのときに情動の共有や表出の手段としてことばが用いられているか？）。もちろん、どのような状況で検査が行なわれるかによってやりとりの質は影響を受けるので、それを考慮に入れることは欠かせない。だからといって、必ずしも検査が不快な時間になるということではない。この最初の面接によって、考えてもみなかった能力が自分たちの子どもにもあることが両親にわかり、これまでは思いもかけなかった交流の喜びを味わうといったこともよくある。

可能な限り、両親とその子どもに、二回目の面接を申し出ることが非常に重要である。二回目には一回目との比較で、子どもが自然にどう変化するかを知ることができる。この二回目の面接によって、いくつかの可能性のなかから一つの診断を下すことができるようになることもよくある。

この二回目の面談の際、子どもがとくに両親に励まされ、ほめられた、と感じた活動を再び行なうことがよくある。子どもは親が関心を向けた事柄に対して反応することを両親の目の前でしっかり示すことによって、家族の絆、つまり親子の関係のあり方に影響を及ぼすこともできるのである。

Ⅲ　障害を見分ける徴候

ここでは、第一印象について取りあげる。たとえば、子どもの顔から調和の欠如の印象を受けるかどうか。よだれを垂らす傾向があるか、何もしていないときに口がぽかんと開いていないかどうか、視線を合わせることができなかったり、視線を定められなかったりするか。全体的に調和が保たれているかはもちろん最も重要なことである。この点において、子どもが興奮していないか、あるいは逆に極端に引っ込み思案になっていないか（治療者との最初の面談は子どもにとってはどうしても不安なものである、ということを差し引いて考えなければならない）、それと対照的に、あるいはまったく逆に、愛想が良すぎるなど、子どもが馴れ馴れしすぎないかを見なければならない。これらに加えて、子どもの姿勢維持の困難の可能性など、運動性に起因する特徴（子どもがどのように移動するか、ぎこちなくないか）を考慮しなければならない。つまるところ、すでに述べたように、子どもの可動性の徴候に注意することが望ましい。この可動性とは次のようないくつかの能力を指す。子どもが自分で企てた課題、あるいはさらに望ましいのは他者から与えられた課題に注意を集中することができるか。また、大人が助け舟を出そうとしたときに、子どもはそれを受け入れることができるか、あるいは逆に、大人がいま進行中の活動をより複雑にしたり変化させたりしようとしたときに、それを受け入れることができるか。すなわち、大人と一緒に行なっていた活動に対して柔軟に対応し、よろこんで再び取りかかることができるか、ということである。

それゆえに、子どもがどのように大人とコンタクトを取るかを思い描いてみなければならないし、必要な際に子どもが大人にコンタクトを求められるか否かの能力を評価するようにしなければならない。また、子ども自身が自分の障害をどう思っているかにも関心を向けなければならない（障害を意識しているか、無視しているか、無視するふりをしているか、障害という事実を前にして行動に抑制がかかってしまっているか、障害の不都合を回避する方法を編みだしているか）。そのためには、子どもと対話が可能なら、どうして診察に来ることになったかを子どもが知っているかどうか、尋ねてみるのがよい。

Ⅳ　意味のあることをコミュニケーションできるか否か？

この節では、コミュニケーションがうまく行なわれたかどうかを示す指標を全体として見てみることにする。

意味のあることをコミュニケーションできるかどうかについて語ろうとする場合、まず非言語コミュニケーション（表情、視線の方向、指さし、だっこしてもらいたいと手を広げる、というような体全体の姿勢）と前言語コミュニケーションとを区別しておいたほうがよい。前言語コミュニケーションとは、他者とのコミュニケーションを目的とした、あるいは子どもが頭のなかに自分自身の考えを描くのに使う、まだ充分標準的な発音になっていない初期の発声のことである。

この二つのレベルでのコミュニケーションは可能なのにことばに問題があれば、間違いなく子どもの障害は純粋に言語的なレベルのものであるといえる。通常、ことばがまったく出ない、あるいはごくわずかしかでない子どもの場合は、非言語コミュニケーションと前言語コミュニケーションはどうかの観察が重要となる。年長の子どもでは、ことばは相対的によく保たれているのに、比較的軽度の非言語コミュニケーションの障害が見つかることもある。

1 非言語コミュニケーション

他者と実際にコミュニケーションをとろうとすれば、話し手は身ぶりや体の動きによって他者に何を伝えたいかをわかってもらえるように努めなければならない。身ぶりや体の動きによって意味を伝えることができると自覚することで、話し手の身ぶりや体の動きはさらに変わっていく。無駄がなくなり、より他者が意味を汲み取りやすくなるのだ。

意味のある表出にはさまざまな次元のものがある。顔に関連しているものもあれば（唇の形や輪郭、視線の方向、眉の形や輪郭など）、手に関連しているものもある（指さし）。さらに、声によるものもある。充分な非言語コミュニケーションがとれるかどうかは、観察のたびにこうしたさまざまな表出のいずれかがそれぞれ見られるかどうかではない。コミュニケーションの道具としての記号になるには、こうした表出全体のあいだに一貫性があるかどうかが重要なのである。実は、この表出の一貫性には二つの水準がある。第一の水準は、それぞれの表出が互いに他と異なる意味を帯びた表出として分節化すると同時に、話し手自身にとってその表出が一つのまとまった記号となる水準である。つまり、異なる感覚様相間の表出の一貫性ということである。第二の水準は、用いられるそれぞれの記号が他者の表出がいったん休止したときにタイミングよく発せられるか、に関係している。これが、ダニエル・スターンのいうところのチューニング（同調性）[1]の次元である。一般的には確かに、コミュニケーションはチューニングの能力の働きを可能とする認知能力によるところが大きい。チューニングは、それ自体、相手とどういう位置関係にあるかによって、つまり、話し手が相手と「対面」しているか、「並びあって」いるかによって、変わるものである。

（1）会話において相手と呼吸を合わせ、話し手と聞き手の役割をタイミングよく交替させていくこと〔訳注〕。

「対面状況」でのチューニング――「対面状況」の場合、話し手と聞き手が交互に役割を交代する。この役割交替のルールを守ることのできる能力はコミュニケーションを成り立たせるために必須の能力であるが、この能力を支える認知的基礎ができているか否かは、たとえば子どもに向かってボールを投げる場面を見て知ることができる。子どもの手がボールを受け取ろうとする構えになるかどうか、子どもがこれからボールを受け取ろうとして、投げ手の動作をしっかり見ているかどうか、相手のほうにボールを投げ返すことができるかどうか、あるいはその逆に、相手の動作に合わせられなくて、役割交替のルールを守れないかどうか、すぐわかるであろう。ただ、子どもがこの種のキャッチボール遊びができないからといって、どんな役割交替のルールも守れないと結論してしまうのは間違いである。あまり体を動かす必要のない遊び（あるいは、違った体の動きを必要とする遊び）のなかや、ことばのやりとりのなかで、子どもが役割の順番をきちんと守る能力があるかどうかをさらに評価しなければならない。すぐ想像できることだが、ある子どもが、他者と遊びを通してやり取りができない、あるいはやり取りをしたがらないという事実があれば、それは、対象に対する備給[1]という精神分析学的な問題領域に一歩踏み込むことになろう（ここでいう、「対象」とは、治療者との転移的関係における愛着対象のことである）。

（1）フランス語は investissement。精神分析学の用語。心的装置によって欲動エネルギーが移動され変形されて、その結果、欲動エネルギーが、一つあるいは複数の無意識の表象へと結びつけられること（シェママ編『精神分析事典』、弘文堂）〔訳注〕。

並びあう状況でのチューニング：指さし――並びあう関係ではコミュニケーションは異なった展開をたどる。大人と子どもはもはや向かいあってではなく、並びあって一緒に、目標となる対象に自分たちの注意を注ぐ。両者の役割は、向かいあって互いに交替しあう相補的なものではない。この並びあう関係においては二者のあいだに大きな違いはない。

並びあう関係で互いにチューニングを行なうには、指さしの出現がとても重要な意味をもつ。それはことばによるやりとり全体の基礎をなす。たいていの場合、指さしの動作は、手の動作（人差し指をぴんと伸ばす）と顔のサイン（驚きの表情）が一つになっており、ときには発声（驚きの叫び）を伴うこともある。

宣言的指さしの場合、子どもの視線は、子ども自身が指で指し示そうとしているものと大人とに交互に向けられる。実際、指さしが成り立つには、上記のような動作やサインを組み合わせ、それらを一定の順序で行なうことが必要である。つまり、対象を指さしながら他者の注意をひくためには、子どもは自分からの発信と相手からの応答とをうまく結びつけ繋ぎあわせることができなければならない。言い換えれば、意味のあるコミュニケーションが成立するか否かを保証するのは、ジェスチャーの一貫性と並んでコミュニケーションの際のやりとりのリズムなのである。

指さしのできる子どもは、それによって他者と注意の共有が可能となる。ゆえに、障害の重い子どもの場合にはまず指さしがきちんとできるかどうかを確認しなければならない。しかしそれだけでは充分でない。その子どもは特定の形態のやり取りや遊びを喜んでするかどうかも、チェックしておく必要がある。すでに述べたように、指さしには二つの形態がある。ある対象や行為を要求するときに用いられる命令的指さしと、共通の注意をひく対象を中心に行なわれるやり取りで用いられる宣言的指さしである。そのうち、宣言的指さしの見られる場合だけが、間違いなく非言語コミュニケーションが成立しているといえるのである。両者の違いは、結局のところ、遊びの次元ではっきりと現われる。命令的指さしが見られる場面では、子どもは遊ばないし、ただ単にモノを取ってほしいためだけにモノを指さす。ここでは指さしは実利的な道具でしかない。命令的指さしが見られるだけでは、あとになってことばによるコミュニケーションが出現するかどうかを判断することはできない。宣言的指さしでは、反対に、子どもは指さした対象について大人に何か話してくれるように求める。言い換えれば、子どもの興味は指さした対象そのものよりも言語的なやりとりのほうにあるのだ。

この「並びあう」関係でのチューニングにおいては、指さしをしない子どもの場合でも、たとえば何かを見ているときに大人のほうが子どもと同じ対象に興味を示し、子どもに対して何かコメントを求めたり、その対象に触ってみるよう求めたりして、子どもがそれを受け入れたときには、注意の共有の兆しがみられることがある。ある子どもにとっては、大人が注意を共有しようとする試みはどんな場合も我慢のならない介入なので、それを頑固に拒絶することがある。しかし、このケースのように、大人のイニシアチブによって始まる注意の共有は、こうした拒絶につながるよりも、明らかにあとのやりとりやコミュニケーションの出現につながっていくと思われる。

2　前言語段階における意味形成

いま問題として取りあげたばかりの非言語的レベル（つまり表情―姿勢―身ぶりのレベル）での意味形成に加え、前言語段階での意味形成にも注意を向けることが望ましい。前言語段階での意味形成とは、子どもがまだ本来の語になっていなくても、意味を備えた記号として音を口から発することができるようになることをさす。この音による意味の「運搬」は、他者とのコミュニケーションややりとりのなかで、さらには子どもが自分の思考とのあいだに切り結ぶ関係のなかで、しだいに形をなしていく。子どもが身ぶりに発声の伴ったサインを行なうことができるようになるという事実が、つまり、意味を運ぶのは身ぶりそのもののほうではなく、口の動きの結果生じた音のほうだという事実が、大切なのである。

子どもが発する音には、遊びのなかで現われる動作を伴った擬音語・擬態語（自動車遊びのときの「ブルーン」という音）、情動の表出（喜んだり、悲しんだり、驚いたりしたときの「おお」や「ああ」など）、子どもの目前でおこった突然の変化に対する短いコメント（物が落ちたり、現われたり、なくなったりしたときの「ばあ」や「たあ」）などがある。この最初の音声（原言語）の使用が決め手になる。いずれにせよ、それが意味のある音声になっているかどうかを知るためには、コミュニケーションのなかでそうした音声の使用がどのような重みを占めているかにとくに注意を払うのが望ましい。というのも、子どものなかには、興奮を静めるためだけにしか擬音語や擬態語を使わない子どももいるからである。こういうときに用いられる擬音語・擬態語は、コミュニケーションを目的としているのか、それとも反対に、子どもの未熟な思考の発達の支えとして用いられているのか、そのどちらであるにかかわらず、かなりの部分、記号表現としての性格を失っている。

ことばがほとんど出ない幼い子どもの場合、非言語コミュニケーションは活発でも、（話しことばの産出と理解の両面での特別に広範囲にわたる障害のために）記号表現の性質を有する前言語的な発話が自発的には生じないことがある。したがって、たとえ子どもが他者から命令を受けて発声をすることができたとしても、自発的な前言語的コミュニケーションは見られないのである。このような例外的な場合でも、子どもは求めに応じてモノの名前を繰り返したり、絵をみてモノの名前を言ったりすることはできる。モノを探していることを相手に理解してもらおうとして、子どもが身ぶりに頼ることもある。どうしてもコミュニケーションが必要な場合や、大人の側が組織した教育的な遊びの場面では、音に意味を持たせて使うことをあたかも子どもが充分理解しているかのように見えることがあるけれども、自分自身で体得したものとしてそうしたことが起こっているのではないのである。

3　象徴化

子どもがことばを使えるようになったら、その子が使用できることばの範囲と多様性を調べてみるとよいだろう。それには、複数の次元を考慮に入れなければならない。まず、発話文の自動的、自発的性質とその複雑さである。次に、他者が心のなかで何を考えているかについて、子どもが考えて話すことができるかである（他者が何を望んでいるか想像したり、他者が考えたり理解したことに合わせて、自分自身が何を言ったらよいかを決めたり話そうとすることを変えたりできるか）。それから、今ここにないものを想起するために、その場の状況から自分自身を切り離す能力、虚構を組み立て直したり、自分の視点に対してとった距離を変えたりする能力である。最後に、言語記号を物のように扱える能力、つまり、話し方自体を対象とする発話やコミュニケーションを行なえる能力である（エピ言語能力とメタ言語能力）。

離れた視点をとる：物語とフィクション——一つの語を正しく言えるようになれば、子どもは言語が有するなんらかの規約的性質を理解し、他者に理解されたかどうかを考慮できるようになったと見なすことができる。ただ、子どもの言うことが当の場面から充分切り離されて自立するようになるには、二語文の出現を待たなければならない。つまり二語文では、子どもは最初の語により主題のテーマを表現し、二つ目の語によりそれに対するコメントを加えることができるようになるのである。[1]子どももう、今ここにある場面の支えがないと自分の思考内容が保てないということはなくなる。さらに続いて、子どもは物語を作ることができるようになり、想像上の場面を心に描くことができるようになる。過去を想起する場合も、想像力を働かせるときと同様、発話の場面には実際に存在しない対象を発話内容に組み入れることが必要となる。この能力は、発話の長さやその複雑さとはまったく関係がない。発話の長さや複雑さがどのようなものであっても、いまここの場面にとらわれてしまう子どもがいる一方、そうでない子どももいる。ただし、もちろん物語を作りあげる能力が高まっていけば、これまでに聞いたことのある話のパターンを子どもは自分自身の物語のなかに取り込んで、その構造を複雑にしていくことはできる。

(1) フランス語では、形容詞は名詞の後ろに来るのが一般的である。したがって、最初の語が主題を提示し、次の語がそれに対するコメントになる文構造は、名詞＋動詞の構文の場合だけでなく、名詞＋形容詞にもあてはまる〔訳注〕。

他者の考えを考慮に入れることと視点の脱中心化——言語を使用するうえで決定的な第二の象徴的な次元は、子どもが話しかけている相手の考えを考慮にいれて話ができるかどうか、の次元である。この次元は、(もし子どものことばの理解度が極端に損なわれていなければ)子どもが相手にどのように要求したり質問したりするか、また話しかけてくる相手の要求や質問にどのように応じるか、といった点を見ればわかる。また、子どもが何か特定のテーマについて話すよう求められて、それについて語ることができるかどうか、そのテーマを自分のものにして展開できるかどうか、についても注意を向けなければならない。しかしながら、他者が何を考えているかについて子どもが関心を向けるようになったとはっきり言えるには、たとえば自分の言ったことがあまりよく他者に理解されていないと感じて子どもが自分の話し方を変える、といった他者への配慮が見られるようになるまで待たねばならない。

また、子どもが自分の思考を客観化できるようになったかどうかを見なければならない。そこでは、自分を他者に対立する行為の意図主体と見なす(電気を消す際に「消すのはぼく、きみじゃない！」と言う、など)

だけでなく、世界についての感覚、情動、思考からなる一つの視点を支える主体として、またさらには、歴史や過去を背負う主体として、自分を見なす能力が問題なのである。

ことばを対象として捉える——もう一つの重要な象徴的段階は、子どもがことばそのものについて語ることができる段階、つまり、ことばを単なる媒体としてだけでなく、発話の対象や遊びの対象として捉えることができる段階である。これは、メタ言語能力のことをさす。メタ言語能力とは、さまざまな程度において、ことばを他の対象と同様、認識の対象として操作できる能力のことである。この能力はのちに書字へとつながるので、とても重要である。障害のある子どもにとって、ことばと戯れたり、これをものと同格に扱ったりといったことは、容易にできる操作ではない。したがって、とりわけ六歳以上の子どもを対象に、この能力が備わっているかどうかを調べてみるとよい。これを調べるには、たとえば子どもに最初の子音が同じことばを捜して対にするゲームをさせてみたり、リストのなかから仲間はずれのことばを一つ見つけさせてみたりするとよい。

4　本来の言語的段階

(A) 言語表出に必要な身体器官の条件

聴力と発声機能の検査——診察を受けに訪れた子どもに聴覚の異常がないこと、口腔構音器官が正常に機能していることの確認は不可欠である。聴力に関しては、補足検査として聴力計による正確な測定とその結果を示すオージオグラムの作成が必要になることもある（この測定は小児聴覚障害の専門家が行なわなければならない）[1]。音声の領域に関しては、発声機能検査（口腔・口蓋・口唇・咽頭・喉頭・呼気の正常な作動をみる検査）によって、最初の全体的な情報を得ることができる。

（1）日本では、言語聴覚士もこの検査を行なえることになっている〔訳注〕。

声とイントネーションの質――声とイントネーションの質をみることによって、診断の方針を立てることができる。たとえば、声がかすれているか、ささやき声か、口調がうまくコントロールされているか否か、イントネーションが適正か、あるいは反対に平坦だったり大げさだったり声が甲高くないか、ということをチェックしておくことが重要である。実際、発声時の息継ぎがうまくできなかったり、声の響きが悪かったり、口蓋帆[1]が異常に振動したり（口蓋帆は鼻声やいびきの原因となる）、声のリズムや音色に異常があったり、単語や音節を区切って話す口調となったり、嚥下障害があったり、そういったことが重なって現われる場合を非常に重要視する研究者もいる。

（1）口のなかの上側の壁のうち、前方三分の一が硬口蓋、その後方が軟口蓋で、口蓋帆はその軟口蓋のうちのさらに後方部分をさす〔訳注〕。

意図的なことばの状態――本来の言語に先立つもののうち、とりわけ、前言語段階での意味の発生に関係するものすべてのうち、ある場面が引き金となって発せられる「自動的」なことば、いわゆる「意図的な」ことばとは反対の「自動的」なことばに注意が向けられてきた。

「自動性と意図性の乖離」という表現は、ヒューリング・ジャクソンが提唱した表現で、具体的な場面に即した言語の生成（たとえば「こんにちは」といいながら握手するために手を差し出すなど）は依然として可能なのに、一方で思考過程と結びついた言語の生成は大きく損なわれてしまうという観察事例に基づいている。神経学者であるジャクソンいわく、発話時の神経インパルスの伝導路は、用いられる語によって変わるのではなく、そのとき話者がどの程度強い情動に捉われているかや、話者が自分の思考とその言語化とのあいだにどのような関係を築くかによって変わるのである。意図的なことばの回路と自動的なことばの回路との関係は、まだほとんど研究されていない。

自動的なことばとは無関係に意図的なことばが発達すると感じさせる子どももいれば、逆に、「自動化した」発話の断片が記憶に残ることによって、また、この自動的なことばが次第に「脱自動化」されていく結果、意図的なことばが発達すると感じさせる子どももいる。つまり、言語は、自動的なことばの断片を寄せ集めて繋ぎ合わせたり、あるいは決まった言い回しの型を徐々にくずして柔軟に使えるようにしたりすることによって、構築されていくのである。そのため、しばしば気取った、持って回ったことばや、ときにはやや不適切なことばが用いられるといった結果を招く。これは、ふつうなら決まり文句が使われる場面の必要や制約を、子どもが充分考慮できないためである。言語障害の子どものなかにも、自動的なことばは正しく使える子どもがいる。この子どもたちは、沸きあがってくる情動や(「おお」とか「ああ」)、遊び(「バーン」)、あるいは慣習的な社会的場面(「さよなら」「ありがとう」)に合わせてことばを発することができる。しかし、自動的なことばによって、その場で直接、反応を返すことができるとしても、反対に自動的なことばでは、何かを言おうとするとそれがすぐことばになってでてしまい、両者のあいだに間《ま》をおくことができない。ところが、コミュニケーションにおいては、ことばの本質的な部分は、この距離にこそあるのである。

したがって、臨床検査では、子どもの意図的なことばが現在どれほど見られるかにとくに注意しなければならない。まずは、その子どもが意図的なことばを身につけているか、あるいはその子どもの発話の全体が実は「自動的回路」に基づくものではないか、を見定める必要がある。まだ幼い子どものなかには、まったく意図的なことばは身につけていない子どもがいることも確かである。その子どもたちの一語文の発話ですら、実際には固定表現であったり、決まり文句であったりするのである。通常、このような子どもたちは、同じフレーズを繰り返すよう求められても、これができない。なぜなら、繰り返して言えるには、実際にそのことばを再生するまえに、いま何を言おうとしているかを認識していなければならないからである。このように意図的なことばがまったく出ない子どものなかには、分類中に見られる純粋語聾のカテゴリーに属する子どももいる。前言語的な自動的ことばと非言語コミュニケーションに同じく問題を持つこのほかの子どもたちの場合は、むしろ人格障害と重い言語障害の重複が考えられる。

年少の子どもたちのなかには、きわめて未発達ではあっても意図的な言語を身につけた子どももいる。意図的なことばといっても、実際は一語だけに短縮されたことばで、たとえば、「どいて！」とか、「もっと！」などである。しかし、子どもたちにこのことばを繰り返すように求めると、そのことばをだいたい忠実に繰り返すことができる。いずれにせよ、典型的な言語障害が問題となるのは、二語文（「自動車、行っちゃった」など）を作れるようになってからである。二語文では、そのうちの一語は話のテーマを表わし、もう一語は子どもがそれについて述べようとする特定のコメントを表わす。統語構造の最初の形態がここにあるのだ。もちろん、発話文のなかに何らかの文法的形態素が多少とも見られるならば、ただちに、ごくありふれた言語障害が問題だということがわかる。

（B）話しことばの産出

口調（話し方）――子どもが充分に豊かな発話ができるようになったら、意図的・自発的なことばが用いられる際の全体的な印象に関心を向けなければならない。たとえば、子どもがあまり自分を表現しなかったり、あるいはしてもぎこちなかったり（この場合、表出性の障害と診断される可能性が高い）、あるいは逆に正しいイントネーションで長く話しができても内容が理解不能であったり（受容性障害の存在が疑われる）といったことを、チェックしておく。また、子どもが場面にある程度適合したオウム返しによって、あるいは、思いもよらない文脈から借りてきた決まり文句（たとえば、テレビで耳にしたCMのキャッチフレーズなど）によって、自分を表現するかどうか、もチェックしておこう。この場合、当然のことながら、浮かびあがってくるのは自閉症の可能性である。

イントネーション――イントネーションによって発話の流れがスムーズに保たれ、表現の質がバリエーションに富んでいるかどうかを見ることが大切である。

音声言語――観察によって、子どもがどの範囲の音声言語を発声することが可能か、発声できたとしてもその質はどうかを可能な限り評価しなければならない。口母音と鼻母音、無声子音と有声子音、さまざまな子音の種類、mとn、これらを子どもがどのように発音し、区別しているかに関心を向けることが必要であり、どのようなタイプの変形がみられるかを正確に書きとめておかなければならない。

こうしたさまざまな指標によって、問題が、「純粋な」運動性の構音障害に基づくものか、音形の知覚能力が劣ることによるのか、短期記憶、つまり作業記憶(1)（ある音あるいは語を聞いたときのまま保持し、それが変形によって変わったとすると、その変わった語音ともとの語音との比較を可能とする記憶）の障害に帰せられるのか、を評価できる。作業記憶の障害は、しばしば語音の想起の際、音素の順序の間違いに繋がる。

（1）入力情報に対する一定の処理が行なわれるあいだ、その情報を短時間、保持しておくことのできる記憶の仕組み。たとえば、ある語や文を聞いたとき、それが何を意味するかの処理が行なわれるためには、その語や文の音を短い時間そのまま保持しつづけることが必要である〔訳注〕。

語彙――語彙に関しては、当然その意味範囲と使用の適切さを判断する（自発的発話においても、絵を見てそのものの名前を言う場合にも）。しかしながら、検査で大事なのは、肝心なときに適切なことばを思いつけないことがあるかどうかを調べることであり、こうした語想起の障害は、子ども自身が自覚しているることである。ことばが「喉元まで出かかっている」と感じるときに子どもが自発的に用いる迂回や接近の方略にも、注意を向けることになろう。子どもがなかなかことばを思い出せない場合、身ぶり手ぶりでそれを補おうとすることができるかをみるとよいだろう（とくに、探している語を身ぶり手ぶりで実際に素描してみるなど）。

統語――語の形態[1]（拘束、自由、屈折、派生など[2]）の用法に関連する事柄のチェックに加えて、子どもが適切な統語規則を使用できずとも、少なくとも統語に対する直観を有しているかどうかを見ることが望ましい。子どもが談話のなかで、いわゆる「過剰一般化」（compris に対して comprendu のように[3]）を自発的に行なえば、このような統語的直観があることを見て取れる。さらに、子どもの自発的な発話文の複雑度、とりわけ、ことば足らずな発話文であったとしても、従属節の存在が認められるかどうかをチェックしておこう（例：「何、もらった、男の子、クリスマスに？」のように、主節となる疑問文とその従属節が認められる）。

（1）形態論では、文を作るうえで、語の形態がどのように変化するかが考察の対象となる。例を挙げると、英語では現在進行形を作るには動詞原形に ing を付けるし、日本語では幼児が「ネンネ」という動作語に「する」を付けてサ変動詞とする、などである〔訳注〕。

（2）それだけで意味をもつ語になりうる形態要素が自由形態素、他の語に結びつかなければ意味のある語とならない要素が拘束形態素（たとえば、前者が kind であるとすると、後者が kindly の -ly にあたる）である。さらに、屈折とは語の実質的な意味をもつ部分と文法的な意味をもつ部分が接合して異なる語形を作ること（たとえば、dog に s をつけて dogs と複数形にする）、派生とは独立した一つの単語に接辞が付いたりして別の一語となること（lucky に un- がついて unlucky になるなど）〔訳注〕。

（3）フランス語の comprendre（理解する）という動詞の過去分詞は compris であるが、子どもは誤って comprendu と言ってしまうことがあるという例。これは rendre（返す）という動詞の過去分詞が rendu であるため、この形態変化を comprendre にも一般化して当てはめたために生じた間違いである〔訳注〕。

標準言語検査――子どもが語や語でない音を反復する能力や、絵を見て物の名前を言う能力を正確に測るテストにはいろいろな種類がある。もちろん、言語障害が疑われる場合には、こうしたテストを用いて調べることが不可欠である。これらのテストを使用する目的は、一見したところではわかりにくい〔健常な子どもとの〕差異を明らかにすることによって、症状の性質を的確に把握するところにある。標準言語検査の過程では、たとえば、語の反復は語でない音の反復とは対照的であること、絵に描かれた対象の名前を間違える子どもは、当の語と意味的に同じ類に属する語を挙げるか（たとえば、「シマウマ」に対し「馬」）、あるいはその反対に、意味上のつながりはないが形態的に類似していることばを挙げる（「シュヴァル〔馬〕」に対し「シュマン〔道〕」）、などのことを確かめることができる。もちろん、子どもが自分の間違いに気がついているかどうか、大人が間違いを指摘した場合、子どもが自分でそれを訂正できるかどうか、などを明確にすることもまた有用である。

（C）話しことばの理解

子どもがわずかなことばしか身につけていない場合、まず聴覚障害でないかと疑ってみて、その可能性を排除できるなら、次のような音の受容の質的側面に問題がないかどうかを確認してみることが必要である。つまり、子どもが思いもかけないときに生じた音に敏感かどうか、その音がどこから来る音で、何の音かを認識できるかどうか、などである。反対に、音に対して過剰な敏感さを示す場合（とりわけ遠くから聞こえる音の場合）、往々にして自閉症と関連していることがあるので、チェックしておくとよいだろう。子どもが自分に対して発せられたことばに関心を向けるかどうか、相手のことばのイントネーションに敏感かどうか、も同じく考慮しなければならない。また、この点では、命令のイントネーションと質問のイントネーションとを聞き分けることができるかどうかを確かめるとよいだろう。テスト（モノの名前が言えるか、絵を見てそのものの名前が言えるか、簡単な指示を理解できるかどうか、など）に頼らずに、話しことばの受容の質に関してたくさんの情報を手に入れることは難しい。さらに、検査をより精密にして、ある文脈のなかで行なわれる要求（たとえば、開いた引き出しの前で「ねえ、閉めてくれる？」というような要求）に対する応答と、文脈の支えのない要求に対する応答を比較することもできるだろう。〔そうすれば、文脈を利用しなくても、ことばだけでその意味を理解できるかどうかが、調べられるのである〕。

Ⅴ　非言語的認知障害

言語障害が、認知の別の領域と関係する、あまり目立たない障害と結びついていることも稀ではない。認知の他領域の障害は、言語発達に影響を及ぼす可能性もある。

運動プログラムがどの程度よく組織されているかを評価することが望ましい。幼い子どもの場合、入れ子式になっている複数の人形を扱わせてみることで、人形を見てサイズの大小を判断し、ある大きさの人形を別の大きさの人形のなかに入れるのに必要な動作をうまく行なうことができる能力があるかどうかを、即座に知ることができる。そのときに、こどもの視線による探索に注目しておくと、次のような点が正確にわかる。似たような人形がたくさんあってもそれらはお互いに大きさが異なっているのだから、課題解決のプランを立てるには、人形を見てそのサイズの違いにうまく注目しなければならないわけだが、それをどのようなやり方で行なうか、また、どのように実際に視線を走らせるか（視線走査の質）、などである。ときとして、子どもは課題に取り組みはじめたのに、あたかも最初のプランを忘れてしまったかのように、途中で止めてしまうことがある。子どもが間違え、人形を入れ子状にうまく組み込んでいくことができないとわかったとき、間違ったやり方を捨ててもう一度最初から別の手順を試してみることができるか、あるいはその逆に、同じやり方に固執したり、この課題そのものに無関心になったりしてしまわないかのチェックも大切である。また、大人の助言を子どもが生かすことができたかどうかも評価の対象となる。この入れ子式人形のほかにも、パズルや並んでいる数字を指で触知して当てる課題によって、補足的な情報を得ることができる。

こうしたさまざまな場面で、子どもがある程度複雑な運動プログラムを構築することができるかどうか、また、視覚情報を利用してその運動プログラムを訂正することができるかどうかを調べるのである。目が手の動作を導いているのか、あるいはその逆に手の動作を後から目が追っているのか、を知るとよい。この目的のために、さまざまな視覚探索の課題（迷路、組み合わせ課題）を使うことで視線をどのように走らせているか、絵をどのように読み取っているかを評価することができる。二つの対象に同時に視覚的注意を向けることができない（同時失認[1]）障害の可能性も、これによってチェックできる。もし子どもがこうした課題で何に注意を向けるべきかを難なく選択できるようであれば、「前頭葉症候群[2]」の可能性を排除できるであろう。

（1）フランス語は simultagnosie。複数の対象を同時に認知できない状態〔訳注〕。
（2）大脳皮質の前頭葉部分が関与する高次の認知障害の全体をさす用語として用いられていると思われる〔訳注〕。

Ⅵ　書字、そして話しことばと書きことばの結合

書きことばがどれほど話しことばの支えとなるか、その重要性がわかった今では、文字が読めない子どもの場合でも、その子どもがどのように何を書こうとするかに関心を向けることは重要である。そのためには、鉛筆の持ち方や描線のタイプを観察しなければならない（とりわけ〔円や四角などの〕閉じた図形が描けるかどうかに注意しなければならない）。文字が読めない子どもたちに（描くのではなく）字を書くように言うと、なかにはうねうねと横に伸びる波形の文字らしきものを書く子どもがいる。この

ことから、その子どもたちが、文字はある決まりに従って書かれるということをまだ理解していなくても、紙の上に鉛筆で描かれた線が絵以外のものになりえて、それが話すことと同様に他者に対し意味を伝えられるということを少なくとも意識していることがわかる。もっと発達の進んだ子どもは、文字を書くことができる。文字をある程度書ける子どもにとって（六歳以上の子ども）、ある音節を文字化してみることで、この同じ音節の〔話しことばレベルでの〕反復や弁別の改善につながるかどうかをみてみるとよい。書き取りのできる子どもの場合には、よく知っている同じ一つの語に対して、口頭で言って書き取らせたときと、黙って絵を見せてその語を書き取らせたときとで、結果に違いがあるかどうかを見るのも興味深い。

Ⅶ　治療の必要性の診断

言語検査の目的は、もちろん治療方針を決めることにある。最初に下すべき判断は、治療を行なわなければならないか、それとも待ったほうがよいか、である。もし治療を行なうべきだと判断した場合には、どのような種類の治療を、どのような環境で行なうかということを正確に確定しなければならない

（治療に何を用いるか、個人治療か、それともグループ治療か、頻度は、など）。いずれにしても判断が難しい場合もある。

1　単純なことばの遅れか、それとも言語障害か？

最も頻繁にみられるケースは、コミュニケーション障害やそれと結びついた人格障害はなく、言語を身につけているものの話すのが下手な子どものケースである。こうした子どもは、話し方は未熟ではあるが、二語以上の文を作ることができる。この子どもは他者とよいコンタクトが取れており、ことばは限られているが使い方は適切である。質問をしたり、命令をしたり、仮定を述べたり、「いま、ここ」の状況とは異なった状況を想定することもできる。一般的に、このような子どもの話しことばの理解は全体的に見て正常であり、慣れ親しんだ場面でならば、相手に理解可能なように話すことができる。ところが、学校やなじみの少ない場面になるほど、それが難しくなってしまうのである。このような子どもを見ていると、問題があるのは、ことばを伝達手段としてうまく使用する能力だけといった印象を受ける。こうした子どもの場合、何を言っているかよくわからなかったり、簡単なことばが突然出てこなかったり、発音が不安定であったり、ためらいがみられたり、あるいははっきりしなかったり、といったことが起こりうる。言い換えれば、その子どもの話し方には、発話障害［この場合は発声時の口の動きの障害」といちばん軽度の言語領域の障害の特徴的な兆候が随所にみられる、ということである。その場合は、標準化されたテストを用いて評価を行なうことが望ましい。しかし、それでもなお、明確な診断を下すことが難しい場合もある。ひょっとして自然に解決してしまうかもしれないのに、子どもの抱える問題を固定化してしまい、障害というレッテルを貼って、家族をその問題にかかりきりにさせるというリスクもないわけではない。その逆に、重要な時期を見過ごし、後遺症が残るかもしれないのに、またとりわけ、書きことばの段階へと移行する際に現われる本格的な障害の温床となってしまうかもしれないのに、ことばが出ないことを取るに足らないとして無視してしまうと、子どもにとっても家族にとっても重い結果を招くことになるかもしれない。ではどうすればよいのか。その答えの一つは、子どもの年齢にある。実際、五歳になっても言語領域の障害が続いている場合、言語障害の疑いが濃厚である。話しことばをどの程度理解できるかも、同様に重要な基準となる。もし、話すほうの障害（表出性の障害）が重篤であっても、聞いて理解することよりましであるなら、言語音の認知障害が疑われ、治療が必要である。実際のところ、治療の必要性の判断がより難しいのは、子どもが見たところ問題なく、二語文あるいはそれ以上の文を作るには作れるのだが、統語の形態素が含まれていないような文になっている場合である。このような場合、最もよい方策は、およそ二カ月後にもう一度面接をして、子どもの言語発達や第一回目の面接の効果を判断してみることである。構音—統語レベルの言語障害へと発展しそうな疑いがあるときには、子どもが自発的な発話のなかで、適切な統語的形態素をどのように用いようとするかをチェックできる指標に注意を向けなければならない。子どもが自発的に「過度の一般化」(perdre〔失う〕の過去分詞がperduであることから、prendre〔取る〕の過去分詞をprenduとしてしまう誤った一般化。prendreの過去分詞はprisが正解)を行なうとすれば、さしあたりの障害は自然に解決される見込みがあると考えられる。

2　言語障害か人格障害か

子どもがことばを身につけていない場合、とりわけその子どもが四歳以下の場合には、何が障害の原因であるのかを知ることは難しいし、発話レベルまたは言語領域レベル、あるいはその両方の障害(感情発達への影響を伴うこともある)と見なしうる場合と、人格障害(非言語コミュニケーションのかなり重篤な障害を引き起こす)と見なしうる場合とを区別することも難しい。そのために、子どもがどのように大人と遊ぶか、コミュニケーションにおけるさまざまなサイン(表情、視線、声)のうち何を大人とのやりとりのなかで容易に使いこなせるか、を見る必要がある。交替遊びを行なえる能力、どれくらいの発話が出るか、といったことも同様に考慮されなければならない。

著しい運動性構音障害[1]がみられる場合には、他者に対する関係の質や、非言語コミュニケーションの質も評価されなければならない。もしこれらの質がよいにもかかわらず、話しことばに問題がある場合には、おそらく、言語機能障害に適用されるタイプの治療をめざすことになるであろう。

（1）発話の際に構音器官の筋の麻痺、過緊張などによって発音が乱れたり崩れたりする障害〔訳注〕。

第四章　治療

I　治療方針決定の基準

臨床検査が終わりその結果がわかったあと、子どもにどのような種類の治療を施すかの方向性を決めることになる。その決定にあたっては、さまざまな要因を加味しなければならない。そうした要因としては、次のようなものが挙げられる。子どもの年齢（三〜四歳以下か、あるいは六歳以上か）、障害の重さ（緘黙児か、重篤な言語障害児か、発話障害児か）、障害が相対的に「純粋な」ものであるかどうか（厳密に発話のみに関する障害か、もしくは他の領域にまたがる障害か、さらには子どもの人格全体に関わる障害か）、家族の治療に寄せる期待や、家族が治療にどれだけ取り組むか、などである。実際のところ、どんな家族かによらず、どんな治療法でも適用できるというわけではない。治療法の選択は、一方では物質的な条件の問題もあるし、もう一方では両親がどのように子どもの障害をとらえているか、にもよるのである。

Ⅱ　すべての治療に共通の原則

治療方法にはバリエーションはあっても、いくつかの共通の原則がある。ここに明確な原則をいくつかあげておく。第一に、子どものことばとコミュニケーションを発達させようと努めることが、かえって、子どもの話そうとする意欲をくじいたり、捻じ曲げたりすることになってはならない。第二に、子どもの自然なことばの獲得の援助を、より指示的でより明確なリハビリテーション的訓練と結びつけて（いろいろな治療者の助けを借りながら）、治療を行なうべきである。第三に、時期を見計らって、子どもが自分の障害について子どもなりの認識を持てるよう援助すべきである。ふつうに話しているときには見過ごされてしまいがちなので、意識して対話のなかで子どもが自分についてのイメージを持てるようにしなければならない。もちろん、ここでも他の場合と同様、いつこのような方向に子どもの意識を向けたらよいか、という時期の選択は重要である。つまり、治療の過程では、治療者は、言語獲得のだいたいの順序性に関する常識的な知識にとらわれないことが肝心である。障害をもった子どもが、予測を超える発話をしたり、ほかにもときどきおよそ説明できない発話を行なったりすることがある。この思いもかけない発話の出現に注目すると、しばしば治療面での実り多い洞察につながる。

III　連携による治療活動

治療の効果があがるかどうかは、多分に、子どもに関わる複数の人びとのあいだでどのように情報交換が行なわれるかによる。まず、治療方針を立てるとき、障害の診断を担当する責任者と実際に治療に携わる人とのあいだで、それから、子どもの治療にかかわる組織間で（一方では、複数の治療者間で、もう一方では、治療機関と学校とのあいだで）充分な情報の交換が行なわれなければならない。

まず治療方針を立てるときに——どんなに厳密かつ適切な診断が下されても、診断をした者とそのあとに治療にあたる者とのあいだで充分な連絡がとられていなければ、治療の効果は得られない怖れがつねにある。それどころか、その診断がかえって有害なものになりかねない。実際、言語検査は、子どもと治療者との最初の接触の機会である。つまり、すでに述べたように、この検査は最初の治療行為であり、子どもとその家族はそこに多大な期待を抱くのである。ここで一つの関係が築かれる。もし、実際の治療にあたる人が検査を担当した人と別の人物であるならば、(子どもや家族の側に)落胆が生じる怖れがある。したがって、そうした動揺を避けるために、最初からそのことを子どもとその家族には知らせておかなければならない。というのも、この種の動揺によって、あとになって治療をいっさい拒否するといったことがおこる可能性があるからである。

続いて、実際に治療をどう組織するか――ひとりの子どもの治療に複数の専門家が必要とされることも珍しいことではない。この場合、治療の成功の一端は情報がどのように共有されるかにかかっている。それは単に傾注する労力の調整をはかるということだけにとどまらず、個々の専門家が自分の担当の部分しか見えなくなってしまう危険を効率よく回避する手段でもある。実際のところ、治療を行なううえで、最も気をつけなければならないことの一つに、同じような治療の繰り返し=マンネリ化の危険がある。治療者間でコミュニケーションをとることによって、それぞれが患者について持つどうしても断片的でしかない(ときには硬直した)見方から一歩距離をおくことができ、それがマンネリ化の回避につながる。治療が街中の診療室で行なわれるのか、それとも病院のような施設のなかで行なわれるのかによって当然状況は異なってくる。しかしいずれの場合にしても、複数の人間が連携して治療にあたることは可能である。学校と手を結ぶこともまた大切なことである。学校側は当然、職業上の守秘義務を果たさなければならない。

Ⅳ　治療方法の選択

発話や言語領域レベルの障害を持つ子どもに対してどのような治療を施すかについては、実に多様な選択肢がある。このように多様な選択肢から何を選ぶかは、なにより、発話障害、言語領域の障害、コミュニケーション障害のタイプの違いによるし（言語聴覚療法か、心理療法か、精神運動療法か）、障害の様態の違いによる（治療回数、個人治療かグループ治療か、母子一体型の治療か、家での治療かそうでないか）。次に、どんな治療法を選ぶかに大きく関与するさまざまな要因や理由についてのアウトラインを述べる。

1　子どもとその家族

子どもの障害を治療するうえで、家族をサポートすることが必要な場合がよくある。言語聴覚療法や心理療法による治療の際には、母親と子ども、もしくは両親と子どもが一緒に参加する治療がありえよう。また、一週に一回の治療に加え、一定の間隔をおいて治療方針を確認するための診断検査を行なうことも考えられよう。このような診断を一年に平均で二〜四回程度、小児精神科医や心理療法士が行なうことは、「問題を絞り込む」目的のためだけでなく、家族に、自分たちの子どもがどんな障害に直面しているか（同時に、どれだけ進歩したか）をよりよく理解してもらうためでもある。障害をもつ子どもの両親は、「他の子と違った」子どもを授かったことでよく生じる無意識的な罪悪感から立ち直る必要がある。このタイプのカウンセリングでは、両親それぞれがその成育歴のなかで個人的に抱え込んだ困難が子どもに悪い影響を与えている場合、それを取り除いて子どもの負担を軽くすることも目的となる。

母子一体型治療――一般的に、この種の母子一体型の治療は二歳から五歳の幼い子どもに適用される。この母親同席という特別な状態が、治療の期間中ずっと続くこともある。また、ときには両親のうちどちらか、あるいは二人ともが自分たちで同席を控えると決め、子どもだけを相手に治療が続けられることもある。母子一体型治療では、子どもによることばの使用や、ことばを媒介とするやりとりを促すことと同時に、母親を助けて子どもとのやりとりやコミュニケーションの関係を改善することが目的になる。ここでは治療者（言語聴覚士であれ、臨床心理士であれ、精神分析家であれ）は、子どもとどのように接したらよいかを母親に示すよりも、むしろ母子間のやりとりを助長するよう努める。国によっては、幼い子どもを対象とするこの種の治療が、自宅で、すなわち日常生活に限りなく近い場面で、行なわれるところもある。とりわけスイス、カナダではそうである。いずれにしても、治療を行なう者は親と子どもとのあいだにコミュニケーションをとる喜びを回復させようとする。このことは、子どもの言語発達を当然のことながら不安な気持ちで見守っている親が、自分たちの姿勢を立て直すその一助ともなる。このためには、治療者は一歩引き下がって、参与的観察に努めるという姿勢をとらなければならない。このような立場をとることで、治療者は、たとえば、子どもがどんな進歩をとげることができるか、どのような状態が子どもにとって好ましいかを、親にわかってもらうことができるのである。ちょっとした状況の変化が、子どもの表現レベルや理解レベルに驚くべき影響を与えることもある。実際の治療の場でこそ、子どもに直接質問することが、心もとないながらコミュニケーションをとろうと努力している子どもに動揺を与えてしまうということを親はしっかり理解できるようになる。また同様に、子ども自身のかかえている問題がいかなるものかを的確に突きとめられるようになるまでは、自発的に表現しようとする子どもを支援することがどれだけ大切かを実感できるようになる。さらに、母親語（マザリーズ）[1]には子どもの理解を助ける効果があるが、母子が一緒の治療の場では母親がその効果を自覚することもできるだろう。というのも、子どもとのコミュニケーションの取りにくさに翻弄されて、母親のなかには、子どもに普段話しかけるときにはイントネーションを誇張したり、子ども向けの独特の話し方をするといった、ふつうはごく自然に行なわれていることができない人も珍しくないからである。こうした母親たちの話し方には、イントネーションを誇張したり、発話の核となる語にアクセントをつけて強調したり、ゆっくりと話す、簡単な語や短いフレーズに頼る、といったことが抜け落ちてしまっている。こうした話し方こそ、ことばによるコミュニケーションが成立するうえで重要だということが、わからなくなってしまっているのだ。子ども、母親、治療者の三者間での会話のおかげで、コミュニケーションのリズムやその質が好ましい流れを取り戻すことも多い。こうして母親は子どもの決まりきった表現の繰り返しにもはっきり関心がもてるようになり、また子どもの口からは出てこない語を教えるタイミングをもっと落ち着いて待てるようになる。そのタイミングとは、子どもが語を捜しはじめたときから、諦めてコミュニケーションから逸れてしまうときまでのあいだである。言い換えると、このように目立たない形でカウンセリングを重ねることによって、母親に、ことばの先生としてではなく本来の母親としての立場を自覚してもらうことができるのである。そのためには治療者が一歩後ろに退いて、母親と子どもを一緒に遊ばせておくことが必要である。タイミングをはかって、治療者は、簡単な動作（たとえば、複雑な一語の音節を指で数える）がいかに子どもの負担の軽減に役立つかを母親に示すとよい。もちろん、物事がつねにそのように簡単に運ぶとは限らない。母親が治療者に対抗心をもってしまう場合もよくある。そういうときは、母親が子どもとのやりとりをすべて取り仕切ろうとしたり、あるいは逆に、完全に受身の姿勢に転じてしまったりするのだ。また、母親が自分の子どもと競いあってしまう場合もある。治療場面に加わることによって、かえって母親は自分の子ども時代の経験をもう一度なぞろうとしてしまうのである。母親が子どもを治療者とふたりだけにさせてもよいと思う時期が来るように、治療的関係を発展させていかねばならないが、そのためにはそのつど柔軟な対応が必要とされる。こうした柔軟な態度を維持する責任は治療者――その用いる技法や職業的キャリアがどのようなものであれ――の側にあることは言うまでもない。こうして、子どもは治療の場を自分の空間と見なすことができるようになり、そこで感じたことを表現したり考えたりするやり方を自分自身のためにのびやかに発達させることができるのである。

（1）もともとは英語で、matherese。子どもの言語発達初期におもに母親が子どもに対して用いる話しかけ語。次のような特徴があると言われている。①短文で、繰り返しが多い。②声のトーンが高い〔訳注〕。

必要に応じて行なわれる治療カウンセリング――母子一体型治療とは対照的に、このタイプの治療は家族の他のメンバーの同伴を必要とする。このような家族同伴の治療はコミュニケーション障害や言語障害の治療に限ったことではなく、子どもが心理的に問題を抱えている場合にもよく行なわれる。この治療措置の明らかな利点は、子どもと担当の治療者とのあいだに成立しえた空間に割り込むことなく、家族と子どもに話し合いと共同作業を行なえる場を提供できるということである。このタイプの治療カウンセリングは治療がとくに難しい段階にさしかかったときに、両親または治療者が希望して行なわれる。この治療は何回かにわたって予定される場合もある。この面接にはいくつもの効果がある。まず、子どもの発達によって生じた変化に家族と子どもが一緒に向きあうことができる。実際、よく見られることだが、子どもの進歩が著しく、同年齢の子どもと肩を並べるほどに近づいたとき、社会の要求はもっと大きくなる。障害をもっているということで得られていた特典が子どもの発達によって失われ、しばしばそれに伴って緊張の時期がやってくるのである。反対に、子どもに言語障害があることで、両親は自分たちが過保護になりがちであることを正当化することが多い。したがって、子どもと周りの当事者が一堂に会して、治療の結果生じた変化を確認する場をもつことは重要である。

最後になったが、たいていの場合、子どもの障害によって、親は自分たちの個人的な成育史上の問題を思い出さざるをえないものである。こうした反響・反映の効果を和らげるには、親自身が自分の子どもも時代と充分な距離を保つことができるようにすることが必要である。

この種の治療カウンセリングが子どもに対する心理療法的治療にそのままつながることもあるが、いつもそうだということではない。

2 子ども

(A) 言語聴覚療法

言語聴覚士による治療は、コミュニケーション障害と言語障害を抱えた子どもに対して一番よく勧められる治療である。この治療は、実はとても多様なケースをカバーしている。

まず、四歳以下の幼い子どもを対象に行なわれる治療がある。ことばの障害のあることは間違いないが、その症状がコミュニケーション障害と言語障害の境界領域に位置している子どもに対しては、ひとまずなんであれコミュニケーションができるようにして、次にこのコミュニケーションを簡単な表現（擬音語、擬態語、間投詞、感嘆詞）の組み合わせにより音声で行なえるようにし、さらに二歳児の言語レベルにまで到達させる（このレベルでは一つの発話のなかに二語文が含まれている）。このタイプの治療は、言語聴覚士だけでなく、コミュニケーションや言語の問題に知識を備えた心理療法士や精神分析家によっても行なわれうる。

子どもの年齢がもう少し高い場合や、明らかに言語障害がみられるものの二語文以上の発話ができる場合、遊びを取り入れた治療が従来から行なわれている。ここで、ジェルベールが導入し、四歳以上の比較的年長の子どもを対象に実践されているいわゆる失語症治療についても述べておく必要がある。この子どもたちには、非言語コミュニケーションの機能は備わっていても、ほとんど発話がみられないか、みられても非常に特殊な発話（とくに著しい運動性の構音障害）しかないか、どちらかである。要するに、言語聴覚士が治療を担当するのは、もう少し年齢が上で、ことばの組み立ては比較的よいのだがコミュニケーションは著しく困難である子どもたちである。このような子どもたちの症状は、「語用論的水準の意味理解困難症候群」、小児精神病、ことばに障害のない自閉症などとの境界領域に位置づけられる。この子どもたちに対しては、言語聴覚士による治療と平行して、臨床心理士、あるいは精神分析家による治療も行なわれる。

ここでは、現在用いられている多様な技法の簡単なアウトラインを述べるだけとしよう。

幼児（四歳以下）を対象とする、いわゆる従来型の言語聴覚療法——言語そのものに関する能力を高めようとすれば、あらかじめ次の二つの段階が必要である。まずは、子どもの非言語コミュニケーション能力の獲得を促し、話しことば以外のコミュニケーション手段でも周りの人々に理解をしてもらえるという意識を子どもに持たせるよう努めなければならない。次に、いったん非言語コミュニケーションが安定して成立するようになったら、それを言語化の始まりにつなげていく。この二つの段階は比較的長い時間を要する。その間に、養育者である大人は子どものなすがままを受け入れ、その自発的な運動のいわば「川下」にみずからを置く姿勢が必要なのである。もしあまりにも急ごうとすれば、子どもは、大人が発達してほしいと望むことばを、大人の占有物でありけっして自分のものにはならない人工物と感じてしまう恐れがある。

子どもの心の発達のなかにしっかり言語を組み込んでいこうとすれば、まずいちばん考えなければならないのは、最初の諸段階であろう。とりわけ、その症状が言語障害とコミュニケーション障害の境界領域にあり、非言語コミュニケーションが脆弱なままである幼い子どもの場合にはとくにそうである。このような幼い子どものなかには、軽い自閉症の症状のみられる子もいるが、この症状は治療が進むうちに改善する。顔の表情や対象の指さしによる表現が容易かつ適切な仕方で行なわれている場合には、非言語コミュニケーションは安定していると考えてよい。「これ！」「えい！」「ほら！」などの発語が身ぶり・手ぶりや顔の表情などと結びつくようになったら、初期の発語と非言語コミュニケーションとの結合が確立されたと考えられる。非言語コミュニケーションによって意志伝達が充分できるようになること、初期のことばによる表現がそれと結びつくこと、この二つが子どもの心の発達に言語をうまく組み込んでいく重要な条件なのである。

子どもが言語コミュニケーション、非言語コミュニケーションの双方をうまく行なえるよう援助するには、いくつかの簡単な原則をここで思い出しておくとよい。その第一は、子どもを治療中の場では自由にさせ、いろいろな活動を提案し、そのなかから子どもにしたいことを選ばせるということだ。子どもがしたいことに大人のほうが合わせるようにすれば、子どもにとって、自分は理解してもらっているという経験につながるであろう。コミュニケーションをとろうとする行為は、やってみるに値する試みになるだろう。

第二の原則は繰り返しの原則である。次の診療の際にも、物事は前と同じような方法で行なわれなければならない。これは子どもにとっては非常に大切なことである。同じことを繰り返すことで、治療中に何の次に何が行なわれるかが子どもにもわかるし、大人も同様に次に何が起こるかが「わかっている」ことに子どもは安心するのである。こうした制約を設けた世界のなかでやっと、子どもは自分の行なう動作がやりとりの相手にとって意味のあるサインになっていることを少しも疑わないようになる。

第三の原則は、節約の原則である。言語障害を抱えた子どもに、無理やりことばを聞かせる必要はない。話さない子どもには話しことばを浴びるように聞かせるのが一番、という一般に知られた意見とは逆に、子どもにとって有益なのは、少量であっても適切なことばを聞かせることである。子どもが言語障害であるのは周りが充分に話しかけなかったからではない。大切なのは、子どもに対して用いる談話の型とその多様性であり、とりわけわれわれ大人が話すリズムと子どもの自発的な活動とのあいだに調和がとれているかということである。子どもがいま行なった行為を一つのまとまりのある全体として認識することができるよう、子ども自身の行為の一つ一つを際立たせるのがよいだろう。そうして、子どもが、次々と生じる経験の絶え間ない流れからある経験を一つのまとまりのある全体として切り離すことができるよう促すのがよいだろう。非常に早い段階から、どんな子どもにとっても、話すことが出来事の展開を一つ一つ明瞭に区切って節目を入れるのに役立つことは明らかである。この言語の働きが自発的に機能していないときには、たいていの場合、大人が一言ことばを補ってやるとたいへん有益な助けになることが多い。しかしそのためには、タイミングが重要である。たとえば、子どもが繰り返し鉛筆を落として遊んでいるとき、鉛筆が落ちるたびに「ポトン！」と言ったり、あるいは鉛筆をもとにもどして、もう一度落とせる状態になった瞬間に「はい！」と言ってやるだけでよい。つまり、ことば数は少なくてもタイミングよく言うことが大切なのだ。このようにして、ことばには思考を整える働きがあり、これを支えてやることが大事である。こういった技法上の見地は、心理学者ジェローム・ブルーナーが本のなかで書いている母子間の自発的な遊び的やりとり「フォーマット」[1]にたいへんよく似ている。ただし、一つ違いがあるとすれば、母親たちが自発的に始める遊び的やりとりのなかで起こることとは異なり、ここでは同じことが繰り返されてそれが進んでいっても、用いることばはどの段階でも変わらない。

（1）大人とのあいだで日常的に繰り返される相互作用のパターンのこと。たとえば、離れていくときには、手を左右に振って「バイバイ」と言う、など〔訳注〕。

参照とすべき最後の原則は、あらかじめ計算の上で変化を取り入れてみることである。つまり、繰り返しごっこの中味を少しかき乱してみることである。かき乱すことで、子どもが遊びを途中であきらめたり、癇癪をおこしたりするのではなく、自分からその動きを複雑化するようにもっていかなければならない。大人の誘導によって生じたずれを子どもが認め、それを回避したり、ずれのない状態を回復したりすることで、前言語段階の遊びややりとりは豊かなものになっていく。ここで一つの例を挙げる。治療中に、子どもがひとりでものも言わずにミニカーで遊んでいる。治療者は、ミニカーが方向を変えるたびに、「プップー（というクラクションの音）」と発声する。子どもがミニカーを少し遠くに走らせてしまうと、治療者はそのミニカーをつかんで、箱のなかに戻す。このとき治療者は、子どもがミニカーを返してほしくて箱を指さすと予想している。ところがそのような結果にはならない。子どもは急いで箱に駆け寄り、箱を開けてミニカーを取り戻す。つまり子どもを混乱させようとしたものの見込みちがいに終わったのである。次の診療の際、再びミニカーを使った遊びをはじめるが、今度は治療者が一枚の紙を折ってトンネルを作り、このトンネルの下をミニカーにくぐらせることができることを子どもに見せる。子どもはこの遊びを面白がり、ミニカーがトンネルのなかに入って消えるその瞬間に、「ほら！」と声を発する。今度は、子どもみずからの行為の展開を少し複雑化することに成功したのである。自分で行なえる行為がより複雑になるよう援助することは、子どもがなかなか自分の考えをまとめたり展開したりできないときに支えてやるのと同じくらい重要である。

いま取りあげたような遊びは、たとえば、絵を見て名前を言うなどの訓練、つまり、型どおりの場面でことばを実際に役立つように使えることをめざす従来型の訓練とは隔たりがある。このような従来型の訓練も必要ではあるが、ことばを使えば役に立つということがわかり、最初のいくつかの語の使用が充分に定着してから行なうべきである。もっとも、目的にかなったリハビリテーション的訓練を最初にいつ行なったらよいかは、子ども自身がさまざまなサインを出して教えてくれる。たとえば、子どもが本を取りにいって、絵を指さす。そしてこれは何と呼んだらいいのか、と問いかけるように大人のほうを見ることがある。ここで子どもが大人に期待しているのは、たとえばオオカミの絵に対し、単なる「オオカミ」という答えではなく、その語をある物語や過去の思い出や何らかの文脈に当てはめて、オオカミというテーマにまつわるイメージや情動を自分と共有できるようにしてほしい、ということなのである。

四歳以上の子どもを対象にしたいわゆる従来型の言語聴覚療法——この治療は、言語障害を抱えているが、

非言語コミュニケーションには問題がなく、二語文を自発的に作ることができ、心理的な障害がそれほど大きくない子どもに対して行なわれる。治療はおもに二つの場合を軸として行なわれるのが一般的である。一方では、本能的欲求のままに行なわれる自由な活動（あらゆる種類の遊び）や子どもの要求を尊重し、子どもが自分のやり方や望みを押し通そうとして、どうしてもことばによる表現に頼らざるをえなくなる場面を梃子《てこ》として治療が行なわれる。他方では、子どもに物語を作るよう求める場面を治療者が構成することによって治療が行なわれる。後者の場合、最もよく利用される手段は、絵を素材とする課題である。たとえば、絵を順番に並べて、一つの物語を作りあげるといった課題である。ここでは、

物語の構成そのものばかりでなく、物語に沿って絵を順に並べることや、どの絵を選んだらよいかを考えることが、ことばによる表現を促すきっかけとなる。二つの絵をペアにするさまざまな種類の遊びや絵に何が描かれているかその名前を言う遊びは広く用いられているし、もちろん、大人による物語の語り聞かせにも重要な位置が割り当てられている。まだ書きことばを習得していない子どもの場合であっても、発音の正確さや自分の発したことばの正確さをしっかりと意識できるようにするために、ある音素記号（アルファベットの文字）のいくつかを書いて子どもに示してみることも有益である。加えて、ボレル＝メゾニイによる音韻動作法を使うことも考えられる（この方法では、ある音に対応する手の動作を行なわせることによって、子どもにその音や構音時の口腔の動きに気づかせる）。子どもは話しことばに障害があっても読み書きを身につけることはできる。子どもに求める活動がどのようなものであっても、とくに重要なのは、子どもの発話の改善に気をとられるあまり、子どもが自発的にことばで話そうとすることを禁じたり、妨げたり、コミュニケーションのつながりを壊したりしてはならない、ということである。

自由に活動をさせることのメリットは、「実際の」場面でことばを豊かに使えるようにすることができる点にある。言語聴覚療法では、ことばが実際にどのように使われるかが重視される。つまり、ことばは社会的な活動であり、子どもは上手に発音ができ、語彙、文法が豊かになると同時に、日常のいろいろな場面に対応する言語行為の訓練を受けねばならない（話題を提供する、質問をする、考えを見直す、要求、拒否、意見が違うことをやんわりと表現する、議論をする、説明をする、疑念を表わす、他人の言ったことをもう一度言い直して、その人が自分に対して言ったことを充分に理解したと確認する、など)。この治療では、治療者が子どもにどのように振舞ったらよいかを説明したり、実際にやってみるよう命じたりすることが、肝心なのではない。求められているのは、それとは逆に、できるだけ自然な状況をつくりだすこと、つまり、周囲が期待するような言語行為を子どもが自然に行なうようになる状況をつくりだすことである。ここでの目的は、子どもに自分には話しことばの障害があることを認識させながら、子ども自身が自分の話し手としての能力に自信を持てるようにすることである。このことは、子どもがリハビリテーションの文字通りの主人公になるために、必要不可欠な条件なのである。

(B) 失語症タイプの障害の治療

失語症タイプの障害という概念は、ジェルベール博士が導入したものである。話しことばや書きことばに大きな障害を持つ子どもたちには特別な対応を必要とする特殊な場合があり、それを示すためである。その治療法は大人の失語症患者に用いられていた治療法を模したもので、当初は重篤な読字障害を患っている子どもへの援助を目的に考案された。その後、重い発達性失語症、とりわけ重篤な運動性構音障害の場合や、発声や嚥下に関わる器官の運動に影響を与える、いわゆる偽延髄症候群(1)が運動性構音障害につながっている場合の患者のリハビリテーションにまで広げて用いられるようになった。上記の極端なケースでは、発音はいくつかの母音のみに限られてしまう。本書では紙数の関係上、この症状の一端を紹介することしかできないので、一つの症例を挙げるだけでお許し願いたい。それは五歳の女の子の症例で、この子は非言語コミュニケーションをきちんと行なうことができ、話しことばも充分に理解することができる。しかし「ラヴァボ（lavabo：洗面台）」といえず「アアオ」というなど、母音しか発することができない。当然、この女の子に対する治療は、その発音能力の拡大を主なる目的とすることになる。いわゆる古典的な発音矯正の治療では、口腔構音器官の運動のさせ方を子どもに訓練することになろう（ロウソクの火や藁にむかって息を吹きかける。表情をまねしてみる。ある音素をつくりだすのに必要な口、舌、唇の位置や形を観察し、再現してみる）。ジェルベールが開発した理論は、このような古典的な治療法とは根本的に異なっており、口を動かしてみること（ロウソクの火にむかって息を吹く）と、ある音素を発声すること（たとえば、英語の「ハット」の「h」の音）が同じ筋肉によって行なわれていたとしても、同じ神経回路が使われているわけではないことを前提にしている。口腔構音器官に意味性を備えた音を発声するよう指令を出すときに働く神経回路は、ことばとなる発声とは関わりのない口の動きを行なう際に働く神経回路とは異なっている。意味性を備えた音の発声の場合、口と喉頭の動きの調整を司る神経中枢は、言語処理に関連する皮質の支配下にある。ところが、ことばとはもはや関係のない口の動きの場合には、口腔領域の動きを調整する中枢は、大脳の別の領域の支配のもとで働く。この考え方を受け入れた場合、〔従来型の治療法には〕一つのリスクが存在する可能性があるのに気がつく。そのリスクとは、ことばの産出という見通しを欠いたところでいくら口の動きの訓練をしても、結局は口腔・顔面領域や咽喉領域の動きを支配する中枢と言語処理を司る皮質中枢との乖離を強めるだけではないか、というものである。失語症治療から想を得たジェルベールの提案する訓練は、これとは反対に、音節や語のなかで、母音を発するときの口の動きと子音を発するときの口の動きのそれぞれの違いをしっかりと獲得することを目指して行なわれる。この母音と子音を生みだす二つの神経回路の働きを連結させることが、旧ソビエトの神経学者ルリアが「運動旋律」と名づけた、発話を行なうための動きに必要な機能を強化することになるのである。

（1）運動中枢からの信号が筋に適切に伝達されず、咽喉や口腔の運動が弱まったり麻痺したりする障害をさすと思われる〔訳注〕。

（C）神経心理学アプローチ

神経心理学は、主要な機能側面を、互いに独立しつつも繋がりを保っているモジュールに分解することによって、人間の高次の各機能（視覚、微細運動、とくに話しことば）に関するモデル構築をめざす。このモデル構築によって、脳全体のアーキテクチャーに関する仮説や、とりわけ全体のなかで各モジュールがどのように役割分担を行なっているかに関する仮説をたてることが可能となる。コミュニケーション障害と言語障害の領域では、このアプローチを踏まえると、実り多い治療的発想が得られる。また、このアプローチの利点は、主要な症状が明らかに言語の領域にのみ関係していたとしても、ただ言語面だけの機能回復訓練に埋没しないようにすることがどれだけ大切かを強調できる点にある。事実、「純粋な」言語障害の子どもの場合であっても、治療中に、視覚探索能力や視線と手の動きの協応能力、あるいは複雑な動作を可能とする運動プログラムの領域において問題が発見されることも珍しくない。どのような治療法を採用するにしても、神経心理学的側面を考慮することで見通しがずっと開ける。

（D）精神運動療法

図式的にいえば、精神運動性の分野の治療には、二つの重要な目的があるといえる。一つは、体全体を使う運動においても微細な運動においても、子どもがよりよい身体運動協応を獲得できるようにすることであり、もう一つは、他者とのやり取りや自分の情動表出の際に、運動反応をリラックスして行なえるようにすることである。この二つの目的はもちろん互いに独立しているわけではない。いずれにしても、容易にわかることだが、後者の場合は、前言語的コミュニケーションやパラ言語的コミュニケーション(1)において用いられる姿勢や顔の表情、身ぶり・手ぶりなどのさまざまなサインの組織化と密接な関係がある。したがって、子どもが直接の感覚や情動（怒り、欲求不満、強い興奮を伴うさまざまな体験）

をコミュニケーション可能な感情表現に組み変えることによって、あまりに過剰な体験に呑み込まれてしまったり情動を外に爆発させてしまったりしないようにすることが大切なのである。それゆえ、重篤なコミュニケーション障害や言語障害を抱える子どもが、ことばによって他人と感情を共有することができないとき、精神運動療法による治療をうけられることは、子どもにとってよいことなのである。手短に言うと、ここで述べたような精神運動療法による治療は、心理療法や発音矯正の治療とは二つの特徴により区別される。まず、精神運動療法では、全身（姿勢、トーヌス[2]、運動性）をつかった遊びと、空間内を大きく動く遊び（たとえば風船を使った遊び、大きな動き、いろいろなやり方で移動したり、倒れてみたりして遊ぶなど）を取り入れていることである。発音矯正や心理療法的な治療との違いは明白である。だが、どちらの観点においても、ことばと微細な運動の獲得が、当然のことながら最重要の位置を占める。

（1）発話の際、本来のことば以外の側面──声の調子や間合いの取り方など──によって、意味や意図の伝達が行なわれる場合のコミュニケーションをさす〔訳注〕。
（2）姿勢など、身体の器官と四肢の静的均衡を実現する筋の緊張状態〔訳注〕。

（E）心理療法

障害が明らかにコミュニケーション障害か人格障害のいずれか、あるいはその両方の重なった子どもと、発達性失語症を示す子どものほかに、研究者によって異なった分類が行なわれる症候を示す子どもも一定数存在する。精神分析的なタイプの分類には、小児精神病や前精神病的人格(1)が登場する。言語障害の分類(2)のなかには、すでに述べたように、「語用論的水準の意味困難症候群」というカテゴリーを提唱するものもある。こうした障害を抱える子どもは、これまで自閉症の症状と考えられてきたような特徴を示さない。したがって、こうした子どもは視線が合わないということはないし、ことばに関しては、その形式が適切で正確であっても、しばしば話し相手が当惑するようなある種の凝った表現をしてみせる。この奇妙な表現が他者との関係に影響を与えないではおかない。たとえば、林間学校で過ごした毎日がどうだったかと尋ねられた子どもがこう答える。「何もかもうまくいきました。何の不如意(3)もなかったですから」。妙な言い回しではあるが、詰まるところは予定外のことは何も起こらなかった、ということが言いたいのである。もちろん、これが、ラ・フォンテーヌの『蟻とキリギリス』のなかで「……冬がやってきたとき、自分がひどく不如意であると悟りました」というくだりをほのめかしているとわかれば納得がいく。しかし、このようにまるで特別な大人しか使わないような表現をする子どもが、他の子どもに与える影響を想像してみよう。この子どもたちのことば遣いの奇妙さは、子どもが周りからどのように見られるかという点で、重大な結果を生む。子どもたちどうしで会話をする場合、周りの子どもは、自分の相手がうまく話せないとはとても思わないし、もっと悪いことには相手の子が自分とは違った話し方をするということに耐えられない。周りのたいていの子どもにとっては、別な話し方をするということは、別な考え方、感じ方をするということである。もちろん、心理療法によるサポートが大きな救いになる。いずれにしても治療者は複雑な立場に立たされる。なぜなら、このタイプの障害を抱えた子どもに、その子の表現の仕方が他人とのあいだに溝を作りかねないこと、他人に受け入れてもらいたければ、特別な努力をしなければならないことなどを説明するのが難しいからである。

（1）ディアトキン／ドゥニ「小児精神病」『児童・青年精神医学概論』（一九八五年）。
（2）ラピン／アレン「発達言語障害」、セガロヴィッツ／ラピン『神経心理学ハンドブック』第七巻、『児童神経生物学』（一九九二年）。
（3）フランス語は aucun dépourvu 〔訳注〕。

「純粋な」言語障害を示す子どもについては、心理療法の適用にまずもって異論が生じるかもしれない。しかし、ことばは人間固有の機能であり、心的生活や、人間一人ひとりが自己や他者と交わす絶え間なきコミュニケーションと深く絡みあった機能でもある。子どものなかには、言語障害がその行動全般と人格に響いている子もいる。ふつう、ことばには次の二つの大きな効果がある。話し手の心の不安や不快を軽くすること、そして、情動、欲求、思考など、指で差し示すことのできないものを伝えること、の二つである。何よりもこの感情の共有こそが安心感を導くのだ。ことばに問題のある子どもは、この効果が思うように得られない。このようにことばというツールが欠けていることで、コミュニケーションやシンボル機能の形成、文化の摂取に遅れがでる。それゆえ、結局以下のことが必要となろう。子どもが遊びの主人公である空間を設定すること、そのとき大人は、たとえ子どもに語彙が不足していても、子どもはコミュニケーションの主人公であり、他者とともに生きる主体であるともっぱら励ます役割に徹すること、この二つが必要である。

障害の影響は、子どもによって異なるのはもちろんだが、疾患の種類によっても異なる。たとえば、表出性の障害はなによりことばの興奮鎮静機能に影響を及ぼす。ことばによって興奮を静めることのできる健常児の場合と反対に、自分でうまく話せないと自覚している子どもの場合、効果は逆になる。自分の気持ちを語のなかに込めようとした途端、相手にわかってもらえないのではと心配になって、逆に興奮が高まってしまうのである。本来ならことばによって鎮静化できるはずの興奮が、話せないかもしれないという心配によって高まってしまうのだ。

この障害はまた、いまここにないモノや人物の表象を用いて戯れる能力にも波及効果を与える。ふつうなら、いま目の前にないモノについて他人と話すとき、語によって頭のなかでそのモノを捉えることができる。しかし、頭のなかに残ってはいるが、もうここにはないモノを指す語を見つけられない子どもは、いまここの場面から自分を引き離すことができない恐れがある。ことばに頼ることが難しいので、その代わりに指や視線でその場にあるモノを指し示してしまうため、いまここにあるモノについてしか話すことができなくなってしまう恐れが多分にある。コミュニケーションのなかで、子どもは現在にとらわれてしまうことになる。つまり、ことばに障害のある子どもは比喩表現に訴えることもできないのだ。ここに一つの例がある。ピエールはとくにコミュニケーション障害はないものの、発話の面で重い失語症的障害（構音・統語レベルに問題のあるタイプの障害）のある子どもである。学校でサメについて調べなければならなくなったピエールは、サメには実にさまざまな種類（金槌ザメ、乳母ザメ、斥候ザメ）と名前があることを知って驚いた。説明文の添えられたサメの写真をみれば、金槌ザメや乳母ザメが確かにサメをさすことばで、金槌や乳母のことではない、ということがわかる。ピエールはそれぞれの語のうちのはじめのほうの語は、ただ比喩的なものにすぎないことを理解する。それまでは二語をつなげると一つの複合語ができることがわからなかったため、二番目の語がモノを表わし、最初の語はその性質を表わすことが理解できなかった。語の記憶に障害のあるせいで、聞いただけでは比喩表現であることがわかりづらかったのである。しかし、文字によって語を目の前にすると、やっと比喩だと理解できるようになったのである。

(1) フランス語は、requin-marteau, requin-nourrice。翻訳の日本語では語順が逆になる（金槌ザメ、乳母ザメ）ので、本文中の以下の語順についての説明は、日本語に合わせて翻訳した〔訳注〕。

受容性の障害が心理面に及ぼす影響は、これとは別次元のものである。このタイプの障害を持った子どもは、理解できた、聞くことができた、きちんと内容がわかった、という自信を持つことができない。

話し相手とコミュニケーションを維持するには、絶えず相当な努力が必要となる。したがって、相手の話すことにいっさい「興味を示さない」で、こうした苛立たしい苦しみから逃れたい、という衝動には抗しがたい。興味を失くしてしまうと、しばしば子どもは、他者とのことばのやり取りとはかけ離れた夢のなかに入り込んでしまう。人の言うことが理解できないため自分の感じることを話せない子どもは、結局のところ、自分の夢のほうを優先し、現実との関係がどんどん希薄になってしまう恐れがあるのである。そのほかにも、語どうしの音の違いを知覚できないために、語どうしの意味の違いもあいまいになってしまうといったことがおこる。その結果、考えがもつれあったり急に変わったりして、なかなかまとまらなくなってしまうのである。一例を挙げてみよう。ある子どもがフランス北西部のノルマンディー地方の海岸に滞在していたときに、そこで「火山」で遊んだことを思い返している。しばらくこの子どもの話を聞いていると、ここでの「火山」が実は「凧」を指していることがわかる。子音のv、l、cについて混乱が生じた結果、火山（volcans：ヴォルカン）とも凧（cerfs-volants：セルフ・ヴォラン）とも受け取れる、未分化な語になってしまっているからだ。このような混乱は語と語のあいだで起こるだけではない。この子どもの話の続きを聞いてみると、この子は思い出の対象（海岸で遊んだ凧）と並んで、（溶岩や糸の端についた布のような）宙に放り出された、別の奇妙な物体、つまり、火とか風といった自然の力と特別な関係を保った別の物体を、ぼんやりと思い浮かべていたことがわかる。このようにして、語と語が混同されると、考えが次々に移り変わったり、ごちゃごちゃになったりといったことが生じる。その結果必然的に、考えたことを整理したり、分類したり、安定的に保持したりすることがきわめて困難となる。ある概念はついには別のある概念と区別がつかなくなってしまい、結果として、他者とのコミュニケーションはあっという間にわけのわからないものになってしまう危うさを抱え込むことになるのである。

もちろん、受容性の障害により子どもの理解力は低下するのだが、子どもが周りの人たちの言うことを推量できないと、その無理解はいっそうはなはだしくなる。予期しないときに突然話しかけられると、子どもは何を話されたのか理解できず途方にくれてしまう。だからなかには、自分のものの見方や視点に、また自分が設定した会話のテーマに、いつも固執するようになる子どももいる。これはこの子たちが特別に頑固だからということではない。単に、何について話すかという選択を他人に任せると、自分には何もわからなくなってしまう恐れがあると知っているからにすぎない。だから、こういう子どもたちは絶えず会話の支配権を得ようと必死になるのだが、それは自分が万能でありたいという欲望からではなく、思いがけず自分の知らない語が会話のなかに出てくることが怖いからなのである。

言語障害が心理面に及ぼす影響を緩和するためには、言語聴覚療法の適用はもちろんのこと、平行して心理療法的な治療の助けを借りることも大切なことであろう。

（F）「少人数のグループ」

一般的に、このタイプの治療は、発話障害や言語領域の障害を抱える子どもで、それらの障害が別の障害、とりわけコミュニケーション障害と結びついている子どもに推奨される。ただ、発達性失語症の子どもたちのなかにも、この治療が有益な子どもたちがいる。「少人数グループ」での治療により、子どもは社会性や、自分の相手とのコミュニケーションの多様性を身につけることができる。この治療法のもとでは、交渉場面での要求から論理的な話しの組み立てに至るまで、子どもはことばの実際の運用が急速にできるようになっていく。大人は（ひとりの場合もあれば複数の場合もあるが）、三人から八人の限られた人数の子どもたちに対して治療を行なう。そうすれば、子どもどうしの自発的なコミュニケーションに注意を向けられるし、彼らの発達を支援することができるのである。このグループ治療は普通、一週間に一〜二回、一回につき約一時間、集まって行なわれる。推奨される活動は実に多岐にわたっている。一般的に、小グループでの治療は何年も続くことも多く、その過程ではいくつもの局面が現われる。最初の局面では、子どもたちはそれぞれひとりで遊ぶ。コミュニケーションは、大人だけを相手にして、モノを要求する際におこる。次に第二の局面においては、たいていは大人が先導して集団活動が行なわれる。ここでは、大人の存在と指導性が、第一の局面よりふつうはずっと目立つ。最後に第三の局面では、子どもたちどうしのあいだで、遊びや自発的なコミュニケーションが行なわれる。ここでは大人は観察者の役に留まり、よほど強い緊張が生じたとき以外は子どもたちに介入しない。

（G）行動主義理論から着想を得た治療法（行動療法）

言語レベルや障害の程度にかかわらず、年齢が少し高い自閉症の子どもたちに対し、行動療法を取り入れている言語聴覚士もいる。TEACHというメソッドを応用した治療は、子どもの行動レベルの機能回復を目的としている。たとえば、この治療では一日のあいだの子どものさまざまな活動を表わした絵文字が用いられる。その目的は、子どもに一日の活動の展開がイメージしやすくなるようにして、不安を鎮め、対話へと子どもを導いていくことにある。子どもにいろいろな活動場面の絵を見せ、子どもがそれらについて質問やコメントをしたくなるように仕向けると、そこからコミュニケーションが成立することもあるのだ。絵文字はまた、情動表出の面で役に立つこともある。その場合、喜び、悲しみなど、いろいろな顔の表情を表わした絵が、こうした情動を象徴的に表現するのに用いられる。活動や情動を表わした絵を見せ、それをきっかけとして、ごっこ遊びや小グループでの寸劇を行なわせることもある。最も発達の進んだ、ことばを自由に話せる子どもたちの場合には、遊びのなかに日常の場面を持ち込んでみる（謝ったり、挨拶をしたりする、など）。どんな行動が望ましいかを子どもに口頭で示し説明して、それから子どもを遊ばせてみるのである。このようなやり方によって、子どもたちのなかには、日常の社会的コミュニケーションの基礎を獲得できる者もいる。もちろん、もし治療が充分に柔軟性をもって行なわれないと、こうして習得したさまざまな行動によって、かえって子どもがこれまでとはまた別の紋切り型の状態に陥ってしまう可能性もある。「純粋な」言語障害の場合も同じであるが、行動を直接的に学習させせようとするこの種のタイプの治療に加え、これを絶対視しないで脱中心化できるような、もっと柔軟な心理療法的アプローチを自閉症の子どもに適用することが不可欠である。しかしながら、逆説的に聞こえるかもしれないが、社会的慣習の重要性に自発的に気づくことのできない子どもたちが、それを説明してもらったり、ことばで表現してもらったりすることで、そうした社会的慣習を自分のものとして獲得できるということはあるように思われる。

3 学校の選択の問題

これまでに論じてきた子どものほとんどには、知識の学習を提供してくれる学校の選択という問題が生じてくる。選択肢には次のようなものがある。クラスのなかで特別に子どもの世話をしてくれる補助教員のいる、いわゆる普通学級に入るか、あるいは特殊学級に入るか、それともデイケアの病院に入るか。経験から言って、これらにあらかじめ決まったよい選択、悪い選択というものがあるわけではない。大切なことは、次のような相反する要請に可能な限り答えられるようにする、ということである。すなわち、一方では、社会的適応能力としての文化的知識と学校でしか学べない知識を豊かにできるような環境を子どもに提供することが必要である。つまり、子どもの障害とそのレベルを考慮しつつ、子どもにとっての学習の必要性を大事にしなければならない。また他方では、子どもが自分に自信を持てるようにすることが大切である。乗り越えることのできない(あるいは今のところはまだ乗り越えることができない)困難に子どもを直面させてはならない。

つまり、いずれの場合にしても、子どもを受け入れる機関や治療者グループに、話を聞いてもらえている、理解してもらっていると両親が感じることが大切なのである。子どもの障害を前に、なすすべもないと親や治療者が感じるときには必ずなんらかの緊張が生じるものだが、だからこそ、理解されていると親が感じられることが肝心である。つまるところ、一緒に未来を作りあげていくことが大切なのである。言語障害やコミュニケーション障害の子どもに接している者は皆、たとえ何年も治療を行なっていても、進歩というものは予測しがたいものだ、ということを知っている。それでもなお、この心がけを大事にしなければならない。

結論

言語障害とコミュニケーション障害の領域には、きわめて多様な疾患が含まれている。本書の目的は、そうした疾患を列挙すると同時に、その違いを明らかにできるような、わかりやすい原則を提示することであった。さまざまな疾患の区別をなくしたり、あるいはその境界をなし崩しにしてしまうことは、本書の意図するところではない。しかしながら、自己表現がうまくできない、あるいはまったくできない子どもを相手にするとき、その子どもに何が起こっているかを理解しようとすれば、疾患分類のスペクトラム全体を視野に入れておかねばならない。そして、これこれの疾患カテゴリーに含まれる典型的症状と重なる症状が子どもにあるかどうかを徐々に探っていく必要がある。ただ、だからといって、何がその子どもに固有の特徴的症状であるかも見逃してはならない。もちろん、この疾患名の割りだしは診断手続きの最初の一歩にすぎない。さらに、障害が実際どのようなものかを明らかにして治療の見通しを立てることができるようになるには、ある症状、あるいは別の症状が現われているかどうかということ以上に、つねに最初の診察の際に観察されたさまざまな事柄との関連性が重要なのである。

すでに見たように、言語障害に属する疾患全般とコミュニケーション障害の領域に属する疾患全般とのあいだには、大きな違いがある。前者ではことばが障害の中心にある。後者ではことばは「入り口」であり、影響を与える位置にはあるものの、原因は別にある。考えられる治療法に関していえば、それらはいくつかの共通の原則に従っているとしても、その立脚する観点はそれぞれ互いに非常に異なっている。専門家がどんな教育を受け、どんな課程を修了した人かによって、治療法の選択に大きな違いが生じる。とりわけ、いわゆる「コミュニケーションの」障害に向きあわなければならないときはとくにそうである。いずれにせよ、(「純粋な」言語障害の場合も含めて)大半の場合、まず二種類の治療を推奨することが必要と思われる。一方では、コミュニケーションやことばへと向かう子どもの自発的な動きを支えてやることが望ましい。もう一方では、もっと専門的な治療に時間を割くことができるようにしなければならない。支援の作業においては、ことばがどんなに少なくても、またコミュニケーションがどんなに不器用であっても、治療者は、子どもが自発的にしたいことをつねに受け止める立場に身を置き、子どもが、自分は意味のあることばを語ることのできる主人公だという自己イメージを強められるように、その発話を我慢して待たねばならない。もっと専門的な治療の際には違った方法をとることもありうる。たいていの場合、一人の治療者が関わるだけで子どもが本当によくなると考えるのは絵空事である。複数の専門家が力を合わせて仕事をすることになれば、対話を通じて専門家どうしのつながりを作ることが大切になる。とはいっても、観点を調整して同じにする必要はなく、逆にさまざまな観点があるほうが日々の仕事の活性化につながり、創造的で実りある仕事を生みだしていけるのである。

いずれにせよ、多くの場合、子どもの治療は息の長い仕事であることに変わりなく、何年もかかることも多い。治療の開始が遅くなればなるほど、その難しさも増す。かといって、治療の開始は早ければ早いほどずっと有利になると主張することもあまりできないだろう。つまり、最初の診断に基づいてどのような治療が行なわれるにしろ、子どもの進歩を完全に予想できるものではない。そこにこそ、ルネ・ディアトキンが「思いがけない手がかりとの出会い」と呼んだものをつねに心にとどめておく必要性があある。治療行為のなかでは、いうまでもないことだが、このような出会いはぎりぎりの必要性と結びついたときにはじめて意味をもつものなのである。

訳者あとがき

本書は、Laurent Danon-Boileau, *Les troubles du langage et de la communication chez l'enfant* (Coll. « Que sais-je? » n°2158, P.U.F., Paris, 2004) の全訳である。フランス語のタイトルをそのまま訳せば『子どもの言語障害とコミュニケーション障害』であるが、やや長いので、日本語タイトルはあえて『子どものコミュニケーション障害』とした。このような簡略化が許されると考える理由は、本書の「はじめに」を読んでいただけばわかるはずである。これまでの分類法では、言語障害とコミュニケーション障害とを別個の障害として扱う傾向が優勢であった。つまり、言語障害を脳の特定部位の障害として理解しようとする一方、コミュニケーション障害をその人の人格や社会的関係に根ざす障害として了解しようとする見方が広く受け容れられてきた。しかし、著者のダノン＝ボワロー氏は、発達途上の子どもと向きあう場合には、このような二分法は必ずしも適切でないと考える。もちろん、両者の区別に十分根拠のあることは認めるが、しかし、二つの連続性、相互依存性を強調する立場をとる。この立場は、言語学者であると同時に精神分析家でもあるというダノン＝ボワロー氏のユニークなポジションに由来していると思われる。著者は、言語学者として、ことばは語彙や文法だけによって構成されているのではなく、身ぶり、姿勢、表情などの非言語的要素に広く深く支えられてはじめて機能していることを、熟知しているはずである。また、発達障害の臨床家として、実践の場では言語障害とコミュニケーション障害が重なりあい、錯綜し、一方の躓きが他方の混乱につながったりする場合のあることを、日々体験してきたはずである。このような言語学における理論的要請と臨床場面での実践的要請が重なりあって、ことばの発達途上にある子どもの場合には、言語障害を広くコミュニケーション過程のなかに位置づけてとらえる視点が欠かせないことを、著者は自覚するにいたったと思われる。

本書には、著者のこのような観点が、はじめから終わりまで見事に貫かれている。したがって、日本語表題の『子どものコミュニケーション障害』のなかには、当然のこととして「言語障害」も含まれていると、読者に了解していただければ幸いである。

著者のダノン＝ボワロー氏は、現在、パリ第五大学の言語学の教授を務めるかたわら、アルフレッド・ビネ・センターにおいて自閉症を含む言語障害、コミュニケーション障害の子どもたちの臨床実践にも取り組んでいる。著者の臨床上の立場は精神分析であり、パリ精神分析協会、国際精神分析学会の会員でもあるという。言語学者にして精神分析家であるというポジションは、フランスの学問的風土を背景とする、他国ではあまり見られない立場であろう。人文科学の領域では、フランスは一八世紀以来の伝統を受け継いで今でもときどき百科全書的な知の巨人を輩出するが、ダノン＝ボワロー氏もそうした系列に連なる学者であるように思われる。研究のかたわら、これまでに三冊の小説を執筆・出版し、作家としても名が知られていることも、私たちには驚きである。学問の専門分化がますます進んだ今日の状況のもとでは、氏のような該博な知識と領域横断的な視点から事象をとらえる研究者の存在は貴重であり、最近、その著書が相次いで英訳されているのも、肯けるところである（*The silent child* (2001), *Children without speech* (2005)、いずれも Oxford University Press 刊）。乳児期のコミュニケーションの発達研究で有名なイギリスの心理学者トレバーセン（Trevarthen）のグループとも積極的に研究交流をしており、いずれ英語圏や我が国でも氏の名前を目にする機会は増えていくであろう。文庫クセジュの本書は、そうした氏のユニークな学問的立場に基づく内容が凝縮している好著であり、発達障害に関心を寄せる多くの人々に読んでいただけることを願っている。

本書は、訳者たちにとってクセジュのコレクションでの二冊目の翻訳にあたる。前の訳書『子どもの絵の心理学入門』では、訳者（加藤）が著者（フィリップ・ワロン）と懇意であり、専門領域も近かったため、比較的スムーズに翻訳が進んだが、本書の場合は、かなり悪戦苦闘することになった。ダノン＝ボワロー氏のフランス語の文章はきわめて抽象度が高く、思いきった意訳をしないと日本語として読むに耐える文にならない箇所が多々あり、加えて、フランス語圏に固有の発達障害の諸概念が日本や英語圏で使用されているどの概念に比較的近いものかを確定する作業にも多くの時間をとられた。細心の注意を払ったつもりであるが、もし本書中に誤りのあることにお気づきの読者がおられれば、ご指摘いただけると幸いである。

翻訳は、はじめに、一章、二章を加藤が、三章、四章、結論を井川が分担し、専門用語の訳語の確定、全体の訳文の統一は加藤が行なった。したがって、翻訳の正確さ、日本語訳文の質に関する最終的責任は加藤にある。

最後に、言語聴覚士という専門的な立場から訳文を通して読んでくださり、貴重なご助言をいただいた姫路独協大学講師の中嶋理香さんに、この場を借りてお礼を申し上げたい。

また、本書の翻訳をお奨めくださり、校正段階でも丹念な仕事をしていただいた白水社編集部の中川すみさんにも、心より感謝申し上げる。

二〇〇七年六月

加藤義信

参考文献

Aimard P., *Les troubles du langage chez l'enfant*,Paris, PUF, « Que sais-je? », 1985 (3e éd., 1994).

Ajuriaguerra J. *et al.*, Organisation et désorganisation du langage chez l'enfant, in *Manuel de psychiatrie de l'enfant*, Paris, Masson, 1970, p.329-353.

Borel-Maisonny S., Les troubles de la parole in *Le langage*, Martinet (éd.), Paris, Gallimard, « La Pléiade », 1973, p.369-389.

Christe R., Christe-Luterbacher M.-M., Luquet P., *La Parole troublée*, Paris, PUF, « Le fait psychanalytique », 1987.

Danon-Boileau L., *L'enfant qui ne disait rien*, Paris, Calmann-Lévy, 1995.

Danon-Boileau L., *Des enfants sans langage*, Paris, Odile Jacob, 2002.

Diatkine R., La place de l'étude du langage dans l'examen psychiatrique de l'enfant, in *Traité de psychiatrie de l'enfant et de l'adolescent*, t. I, S. Lebovici, R. Diatkine, M.Soulé, éd.), Paris, PUF, 1985, p.385-391.

Diatkine R., Les troubles de la parole et du langage, *Traité de psychiatrie de l'enfant et de l'adolescent*, t. II, PUF, Paris, 1985, p.385-423.

Diatkine R., Denis P., Les psychoses infantiles, *Traité de psychiatrie de l'enfant et de l'adolescen*t, t.II. p.185-224.

Gelbert G., *Lire, c'est vivre*, Odile Jacob, 1994.

Gerard C., L., *L'enfant Dysphasique*, Bruxelles, De Boeck Université, 1993.

Mazeau M., *Dysphasies, troubles mnésiques, syndrome frontal chez l'enfant*, Paris, Masson, 1997.

Rapin I., Allen D., Developmental language disorders, *in* S. Segalowitz et I. Rapin (eds), *Handbook of Neuropsychology*, vol.7: *Child Neurobiology*, Elsevier Science Publishers BV, 1992, p.111-137 ; trad. franç. *in* G. De Weck (éd.), *Troubles du Langage. Perspectives pragmatiques et discursives*, Neuchâtel, Delachaux & Niestlé, 1995.

Monfort M., *Intervention dans les troubles graves du Langage*, OrthoÉditions, 2000.

Rondal J., Séron X., *Troubles du langage. Diagnostic et rééducation*, Bruxelles, Mardaga, 1982.

Ribas D., *L'énigme des enfants autistes*, Paris, Calmann-Lévy, repris en poche « Pluriel Hachette »., 1992.

Touzin M., Pratique orthophonique et rééducation des dyslexies, in *Réadaptation*, 2002.

学術誌および叢書

Dysphasies, Les textes du Centre Alfred-Binet, n°11, déc. 1987.

Classification internationale des troubles mentaux et des troubles du comportement (CIM-10/ICD-10) (1994 et trad. franç., 2000), Paris, OMS-Masson.

Genèse et pathologie du langage chez l'enfant, in Neuropsychiatrie de L'enfance et de l'adolescence, 32-10/11, 477-491, 1984.

Neuropsychologie de l'enfant : une introduction, P. Gillet, C. Hommet, C. Billard (éd.), Marseille, Solal, 2000.

Troubles du langage. Perspectives pragmatiques et discursives, G. de Weck *et al.*, Neuchâtel, Delachaux & Niestlé, 1995.